Akupunktur og Moxibustion

针灸

Traditionel kinesisk medicin

PRAKTISK HÅNDBOG

Sumiko Knudsen

Ph.D.
Practitioner, DK

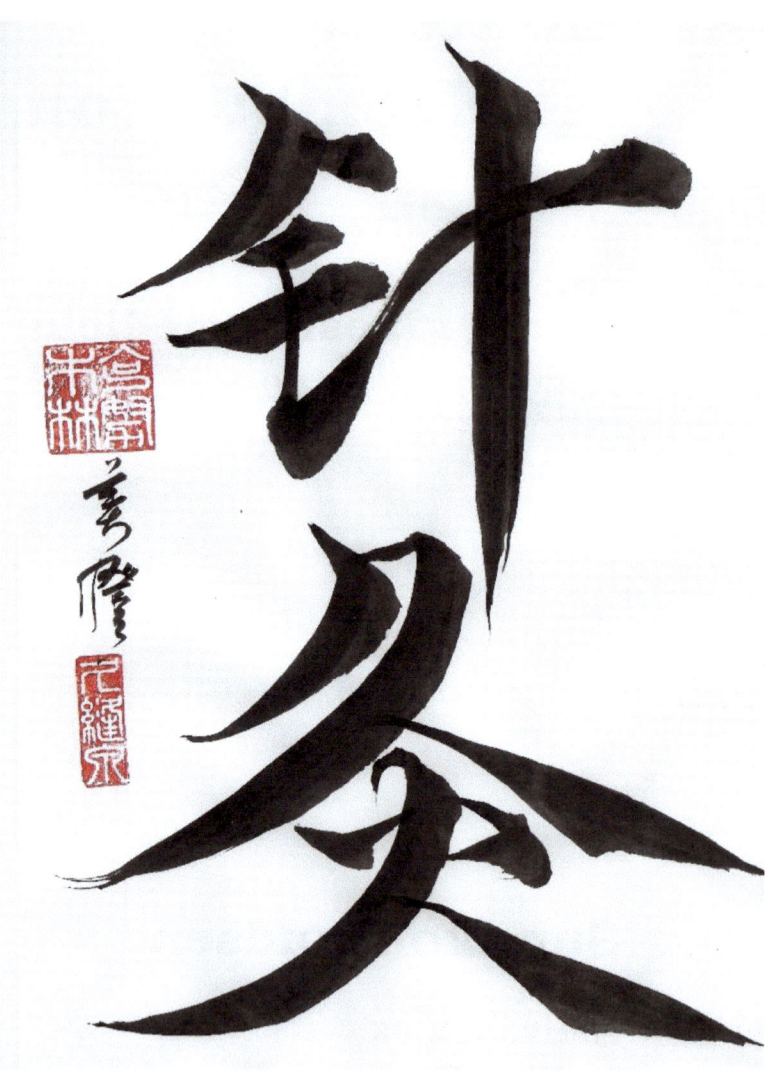

ISBN: 9788743032441

INDHOLD

INDLEDNING

Traditionel kinesisk medicin (TCM) er blevet brugt i over 3000 år i Kina, og den bruges stadig til behandling af forskellige slags lidelser.

Ifølge TCM er Akupunktur baseret på balancen mellem Yin og Yang i kinesisk filosofi. "Livsenergi", der er "Qi", strømmer gennem meridianer i vores krop. Stimulering på bestemte steder i kroppen med en enkelt brug af nålen får energien til at strømme, og forbedrer kroppens tilstand.

Akupunktur er orientalsk medicin, som ikke har nogen bivirkninger. Akupunktur kan forhindre sygdomme ved at styrke immunforsvaret i kroppen. Behandlingen udføres ved at indsætte tynde engangsnåle i specifikke punkter som svarer til de indre organer. På denne måde aktiveres kroppen med strøm af Qi (energi).

I terapi med akupunktur er akupunkturpunkter de steder, hvor akupunkturnål påføres til behandling af sygdomme. Denne placering af akupunkturpunktet og det terapeutiske resultat er relateret.

Ved behandling af patienter med Akupunktur og Moxibustion er udstyret simpelt, men det viser effektivt resultat.

Sumiko Knudsen 克努森 澄子

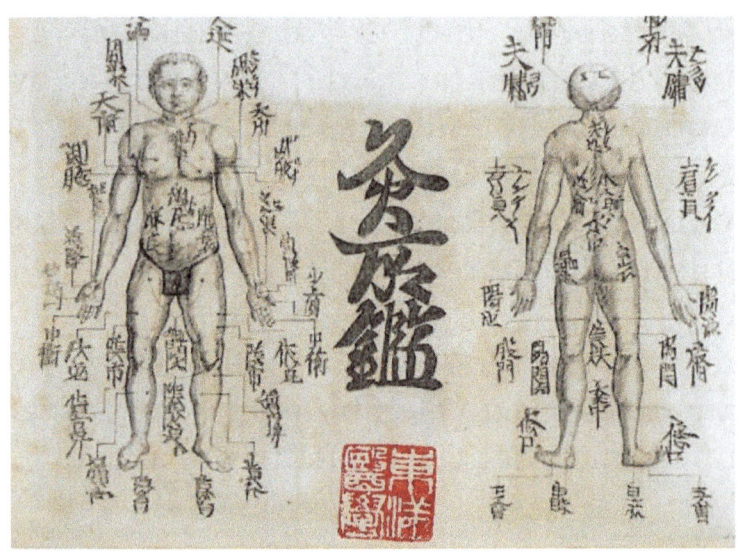

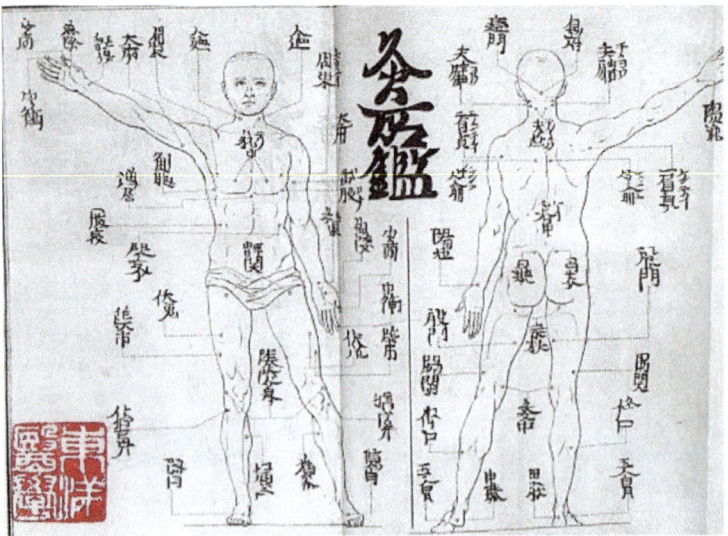

Punkterne blev brugt af Moxibustion omkring 1700.

KAPITEL 1 Akupunktur og Moxibustion

1. Hvad er akupunktur og Moxibustion?

Akupunktur og Moxibustion er to forskellige metoder terapi. Akupunkturbehandling er ved at punktere visse punkter med metalnåle på hudoverfladen, og Moxibustion behandling er anvendelsen af varme produceret af Moxa uld fremstillet af tørre urter over punkterne på hudoverfladen. Selvom materialer til behandling anvendes i de to metoder på forskellige måder, opnås terapeutiske og forebyggende resultater på samme måde.

Ved disse metoder stimuleres Qi og blod i meridianerne, og det opnår forebyggelse og behandling af sygdomme.
Akupunktur og Moxibustion bruges ofte på samme tid til effektivitet til behandling i klinikken, derfor kaldes det Akupunktur og Moxibustion.

2. Introduktion af Akupunkturpunkter

Akupunkturpunkter er de steder, hvor Akupunkturnål påføres til behandling af sygdomme.
Akupunkturpunkter er relateret til Qi i Zangfu organerne, og meridianer transporteres til legemsoverfladen.
Akupunkturpunkt er skrevet som i det kinesiske ord "Shuxue, 腧 穴", og disse kinesiske tegn betyder henholdsvis transport og hul.
Akupunkturpunkter er ikke kun veje til cirkulation af Qi og blod, men også reaktion på sygdomme.
Placeringen af Akupunkturpunkter er bestemt relateret til fysiologiske funktioner. Stimulering af Akupunkturpunkter

i meridianer i det berørte område kan være effektivt for hver sygdom at nærme sig det berørte område. For at styrke kropsresistens for at forebygge og behandle sygdomme kræves korrekte teknikker til behandling af Akupunktur og Moxibustion.

3. Moxibustion

Moxibustion behandler og forhindrer sygdomme ved at påføre varme på punkter eller bestemte steder i menneskekroppen. Det anvendte materiale er hovedsageligt Moxa uld i form af en lang pind eller en lille kegle.

Moxa uld er lavet af tørre krusblade. Moxa har egenskaberne ved opvarmning, fjernelse af forhindringer i meridianerne og eliminering af kulde og fugt, hvilket fremmer organernes normale funktion.

Der er tre anvendelsesmetoder, der anvendes med henholdsvis Moxa-kegler, Moxa stik og varmepinde.

1. Med Moxa Kegle

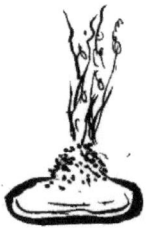

(1) Direkte Moxibustion

Moxa-kegle placeres direkte i punktet. Denne metode kan føre til lokal forbrænding, blærer, hylster osv. Hvis patienten føler et brændende ubehag, skal du fjerne keglen og placere en anden.

(2) Indirekte Moxibustion

• ## Moxibustion med ingefær
Skær et stykke ingefær ca. 0,5 cm tykt og lav nogle huller i
det. Moxa-kegle placeres oven på denne ingefær, og Moxa-
keglen antændes.

Denne metode lindrer smerter forårsaget af mavesmerter og
svaghed i maven, såsom mavesmerter, diarré, ledsmerter på
grund af mangel på Yang.

• ## Moxibustion med hvidløg
Skær et stykke hvidløg ca. 0,5 cm tykt og lav nogle huller i
det. Moxa-kegle placeres oven på denne hvidløg, og Moxa-
keglen antændes.
Denne metode er effektiv mod tuberkulose, scrofula, mavesår,
insektbid osv.

• ## Moxibustion med salt
Denne metode anvendes normalt på navlen REN-8 (Shenque
神 闕). Påfør salt på niveauet af huden ved navlen, og placer
Moxa-kegle oven på saltet, og antænd det derefter.
Denne metode behandler mavesmerter, opkastning og diarré.
Dette er for at gendanne Yang fra sammenbrud.

2. Med Moxa Stik
(1) Mild-Varm Moxibustion
Påfør en antændt Moxa-stik over hudens spids i cirka
femten minutter, indtil lokalområdet bliver lyserødt.

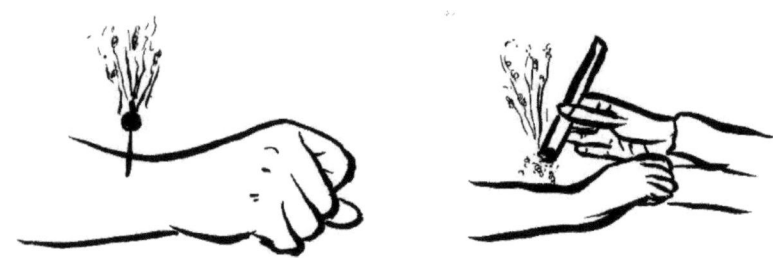

(2) Moxibustion på nåleområdet

Moxibustion påføres på det punkt, hvor nålen står. Dette fungerer til at varme meridianerne og fremme den frie strøm af Qi og blod.

(3) Moxibustion med opvarmningsnål

Dette er metoden til Akupunktur kombineret med Moxibustion. Denne metode fungerer til at varme meridianerne og fremme den frie strøm af Qi og blod til behandling af led, følelsesløshed forårsaget af kulde-Fugt.

KAPITEL 2 Meridianer og Punkter

1. Metoder til placering af Akupunkturpunkter 腧穴定位的方法

Der er tre metoder til placering af akupunkturpunkter, der bruges i klinikken på nuværende tidspunkt.

1.1. Anatomiske kendingsmærker 骨度折量定位法

Anatomiske kendingsmærker inkluderer faste kendingsmærker og bevægelige kendingsmærker.

1) Faste kendingsmærker

Faste landemærker, som ikke ville ændres med kropsbevægelse. Det er fem sanseorganer, hår, negle, brystvorte, navle og prominens og depression af knoglerne. De er for eksempel, Eks 1 印堂 (Yintang), Du 25 素髎 (Suliao) og Ren 8 神阙 (Shenque).

2) Bevægelig kendingsmærker

Disse kendingsmærker, ligger kun fast, når kroppens del holder sig i en bestemt position, for eksempel når armen er bøjet og cubital-foldet vises, LI-11 曲池 (Quchi). SI-3 Hou 后溪 (Houxi), der er lavet af knytnæve, punktet er i slutningen af den distale tværgående fold i håndfladen.

2. Proportionale mål 指寸定位法

Bredden og længden af de forskellige dele af kroppen, er opdelt i et bestemt antal portionsmål. Disse er standard for alle køn, alder og kropsstørrelser for patienter.

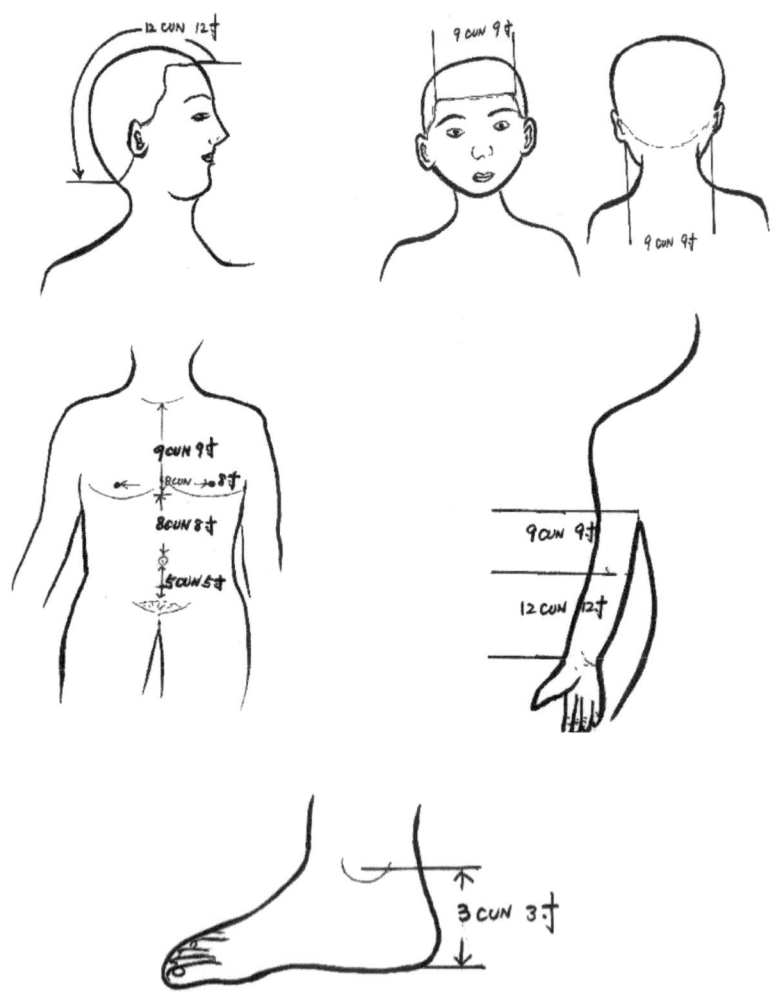

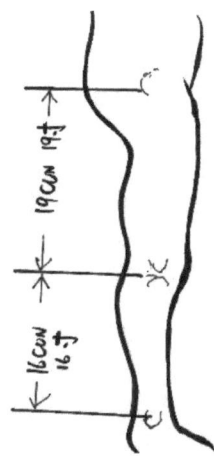 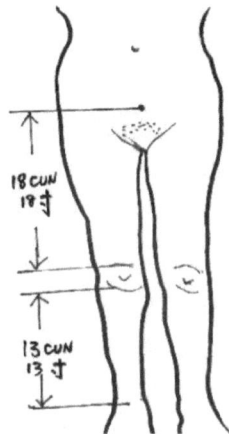

3. Finger Målinger 指寸定位法

1) Tommelfingermåling

Tommelfingerbredden tages som 1 cun.

2) måling af fire fingre

Bredden af de fire fingre, pegefinger, langfinger, ringfinger og lillefinger, bruges. Disse fingre skal være tæt sammen med langfingeren og tages som 3 cun.

3) Langfingermåling

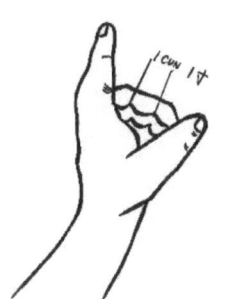 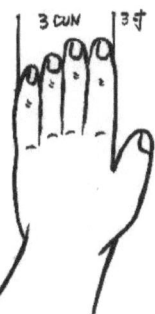 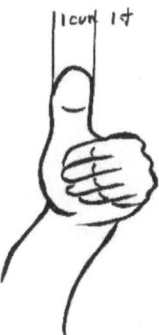

Langfingeren bøjes, og afstanden mellem to mediale ender af foldet af det interphalangeale led tages som 1 cun.

2. Specifikke punkt 特定穴

Specifikke punkter henviser til fjorten meridianer, der grupperes efter egenskaber. De klassificeres i lemmer og hoved og krop.

1. Specifikke punkter på lemmerne
1.1 Fem Shu punkter 五输穴

hver af de tolv hovedmeridianer har fem Shu-punkter, der er Jing-Well, Ying-Spring, Shu-Stream, Jing-River og He-Sea. Derudover er der Nedre He-Sea-punkter.

1.2 Yuan-primære point 原穴

Hver af de tolv hovedmeridianer har et Yuan-Primært punkt, og de tages for at behandle forstyrrelser i Zang-Fu-organerne.

1.3 Luo-forbindelsespunkter 络穴

Hver af de tolv hovedmeridianer har et Luo-forbindelsespunkt, og de bruges til at behandle forstyrrelser i de to udvendige og indvendige kanaler.

1.4 Xi-Cleft point 郄穴

Xi-Cleft punkter, hvor meridians Qi og Blod er dybt konvergeret, bruges til behandling af akutte lidelser.

1.5 Ashi point 啊是穴

Ashi-punkter er smertepunkterne. "Hvor der er et smertefuldt sted, er der et akupunkturpunkt" ifølge den gule kejser.

6 He-Sea-punkter 合 穴

Disse punkter er alle placeret under knæ og albuer og bruges til at behandle lidelser, der involverer ansigt, hoved og krop.

1.7 De nedre He-Sea-punkter 下 合 穴

Disse punkter er til behandling af lidelser i de seks Fu organer.

1.8 Otte "Confluent" punkter 八 会 穴

Disse punkter er placeret på krop og fire lemmer under knæ og albue. De er P-6 (Neiguan 内 关), SP-4 (Gongsun 公孙), SI-3 (Houxi 后 溪), BL-62 (Shenmai 申 脉), SJ-5 (Waiguan 外 关), GB-41 (Zulinqi 足 临 泣), LU-7 (Lieque 列 缺), KI-6 (Zhaohai 照 海).

2. Specifikke punkter på hovedet og kroppen

2.1 Back-Shu punkter 背俞穴

Back-Shu punkter er specifikke punkter på ryggen, hvor Qi i Zang-Fu-organerne er forbundet.

2.2 Front-Mu punkter 募穴

Front-Mu punkter er på brystet og maven, hvor Qi i Zang-Fu-organerne er forbundet.

2.3 Krydsende punkter 交会 穴

De fleste af dem er placeret på hovedet, ansigtet og krop, bortset fra nogle få, der er placeret på underbenene. Disse punkter bruges til at behandle sygdomme relateret til selve meridianen.

3. Placering af punkter på Fjorten meridianer 十四经穴的定位

I. Lungemeridian i Hånd Taiyin 手太阴肺经经穴

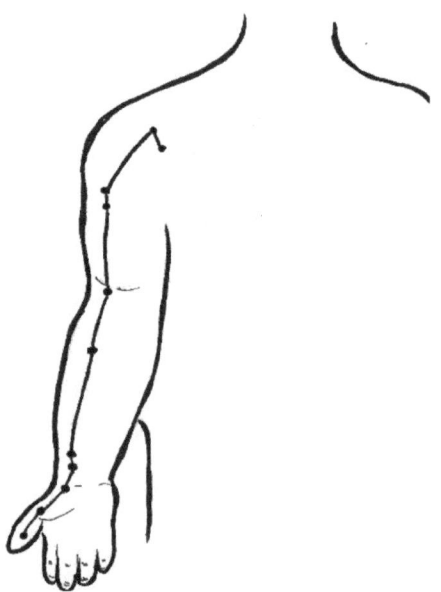

Starter på brystet nær armhulen, og den går kontinuerligt ned ad underarmen til slutningen af den mediale side af tommelfingerspidsen. Den indeholder 11 forskellige akupunkter.

LU-1 (Zhongfu 中府)

- **Front-Mu punkt.**

Indikationer

Hoste, astma, smerter i brystet, Lidelse i brystet.

Placering

På det laterale aspekt af brystet i det første mellemrum mellem ribbenene, 1 cun direkte under LU-2, 6 cun til siden for den forreste midtlinje.

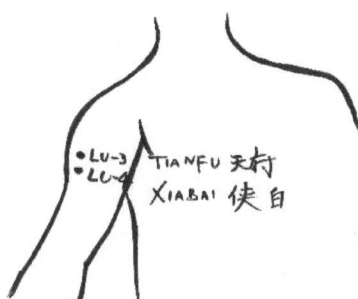

LU-2 (Yunmen 云门)

Indikationer

Hoste, astma, smerter i brystet, lidelse i brystet, smerter i skulder og arme.

Placering

På brystets antero-laterale aspekt er der en fordybning i form af trekant i den nederste side af kravebenet, 6 cun til siden for midtlinjen.

LU-3 (Tianfu 天府)

Indikationer

Astma, Epistaxis, medial aspekt af smerter i overarm.

Placering

På det medialt aspekt af overarmen, 3 cun under enden af den axilla fold, den radiale side af biceps brachii.

Når du løfter armen fremad, skal du røre ved den radiale side af biceps brachii med næsespidsen.

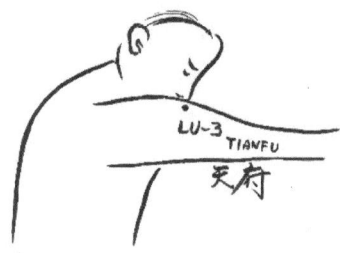

LU-4 (Xiabai 侠白)

Indikationer

Hoste, lidelse i brystet, medial aspekt af smerter i overarm.

Placering

Når armen er bøjet, er den placeret 1 cun under LU-3.

LU-5 (Chize 尺泽)

- **He-Sea punkt.**

Indikationer

Hoste, astma, åndenød, hæmoptyse, lidelse i brystet, feber om eftermiddag, ondt i halsen, krampagtige smerter i albue og arm.

Placering

På den tværgående fossa cubitalis fold, i fordybningen ved den radiale side af senen til biceps brachii.

LU-6 (Kongzui 孔最)

- **Xi-Cleft punkt.**

Indikationer

Hæmoptyse, hoste, åndenød, ondt i halsen, hæmorroider, afoni, smerter i arm og albue, hovedpine.

Placering

På radius mediale kant langs linjeforbindelsen LU-5, 5 cun nedenfor. 7 cun over LU-9.

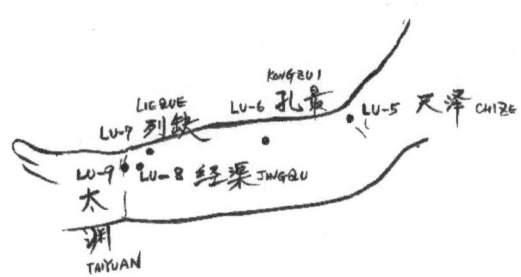

LU-7 (Lieque 列缺)

- **Luo-forbindelsespunkt**

Indikationer

Hoste, astma, migræne, hæmoptyse, ondt i halsen, stiv nakke, tandpine, feber fornemmelse med vandladning, smerter i penis og feber fornemmelse i håndfladerne.

Placering

På det radiale aspekt af underarmen 1,5 cun over den tværgående fold på håndleddet mellem to sener.

Når pegefingrene og tommelfingrene på begge hænder krydses med den anden hånd, er LU-7 lige under spidsen af pegefingeren.

LU-8 (Jingqu 经渠)

Indikationer

Hoste, astma, ondt i halsen, smerter i brystet, smerter i håndleddet.

Placering

1 cun over den tværgående fold på håndleddet i fordybningen på lateral side af den radiale arterie.

LU-9 (Taiyuan 太渊)

- **Yuan-Source punkt**

Indikationer

Hoste, astma, ondt i halsen, hjertebanken, smerter i brystet, håndled, arm.

Placering

Ved den radiale ende af tværgående fold på håndleddet i fordybningen på den radiale side af radialarterien.

LU-10 (Yuji 鱼际)

Indikationer

Hoste, hæmoptyse, ondt i halsen, afoni, tab af stemme, feber fornemmelse i håndfladerne.

Placering

Ved det radiale aspekt af midtpunktet for den første metacarpale knogle på krydset mellem den røde og hvide hud.

LU-11 (Shaoshang 少商)

Indikationer

Hoste, astma, ondt i halsen, epistaxis, Lidelse af mave, psykisk sygdom, smerter i tommelfingeren.

Placering

På den radiale side af tommelfingeren, 0,1 cun fra neglens hjørne.

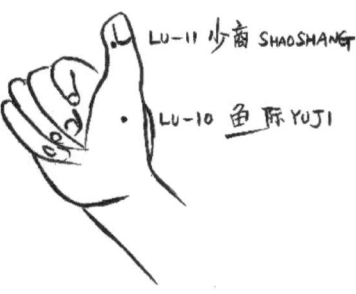

II. Tyktarmmeridian i Hånd-Yangming
手阳明大肠经经穴

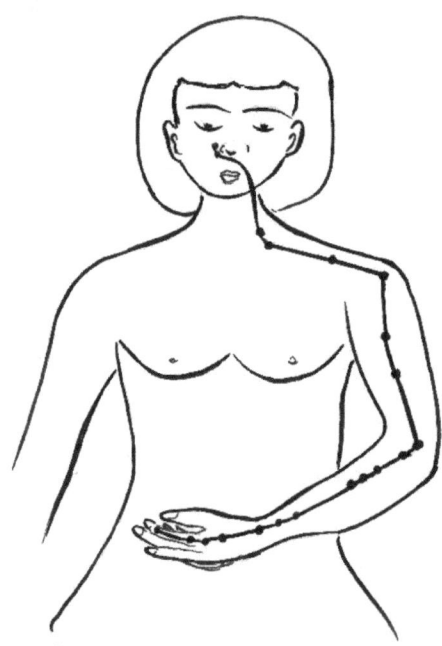

Starter ved spidsen af pegefingeren langs den øverste side af armen til skulderens højeste punkt, løber opad til nakken, passerer gennem kinden til næsen. Den indeholder 20 forskellige akupunkter.

LI-1 (Shangyang 商阳)
Indikationer

Apopleksi, koma, tandpine, døvhed, følelsesløshed i fingre, høj feber.

Placering

På pegefingerens radiale side, 0,1 cun ved siden af neglens hjørne.

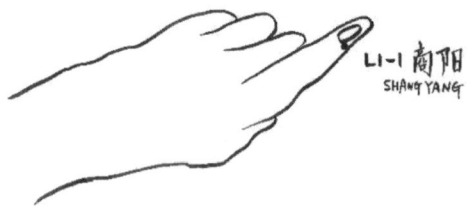

LI-2 (Erjian 二间)

Indikationer

Tandpine, ondt i halsen, sløret syn, lammelse i ansigtet, følelsesløshed i fingrene.

Placering

På pegefingerens radiale side i fordybninger distant til det andet metacarpal-falangeale led. Punktplaceringer kun lidt bøjet.

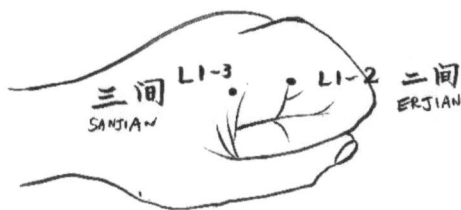

LI-3 (Sanjian 三间)

Indikationer

Tandpine, ondt i halsen, epistaxis, hævelse og smerter i håndryggen i hånden, følelsesløshed i fingrene.

Placering

På pegefingerens radiale side i fordybninger proximalt med det andet metacarpal-phalangeal led.

LI-4 (Hegu 合谷)

- **Yuan-Source punkt.**

Indikationer

Hævelse, rødme og øjensmerter, hovedpine, ansigtslammelse, epistaxis, ondt i halsen, døvhed, tandpine, hævelse i ansigtet, forkølelse, hoste, lammelse og krampe i fingre, infantil krampe, uregelmæssig menstruation, forsinket fødsel, obstruktionssyndrom i apopleksi, svaghed og motorisk svækkelse.

Placering

På håndens håndryggen mellem den første og anden metacarpale knogler skal du finde punktet, der strækker begge tommelfingre og pegefinger på venstre hånd, placer tværgående fold af det interphalangeale led af højre.

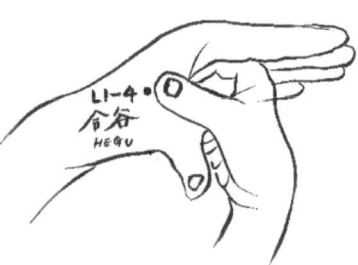

LI-5 (Yangxi 阳溪)

Indikationer

Hovedpine, tinnitus, døvhed, psykisk syg, epilepsi, krampagtig smerte i håndleddet, tandpine, rødme, smerter og hævelse i øjnene.

Placering

På håndleddets radiale side, når tommelfingeren vippes opad, er det fordybningen mellem senerne i extensor pollicis longus og brevis.

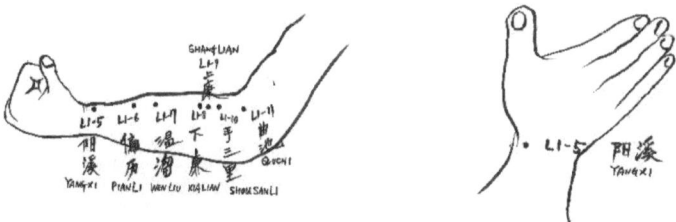

LI-6 (Pianli 偏历)

- **Luo-forbindelsespunkt.**

Indikationer

Tinnitus, døvhed, rødme i øjet, krampagtig smerte i arm og hånd, epistaxis, ansigtslammelse, ondt i halsen, ødem.

Placering

På den radiale side af underarmens håndryggen, 3 cun nær håndleddets krølle.

LI-7 (Wenliu 温溜)

- **Xi-Cleft punkt.**

Indikationer

Hovedpine, epistaxis, ondt i halsen, mavesmerter, smerter i skulder og arm.

Placering

På den radiale side af underarmens håndryggen, 5 cun nær ved håndleddets krølle.

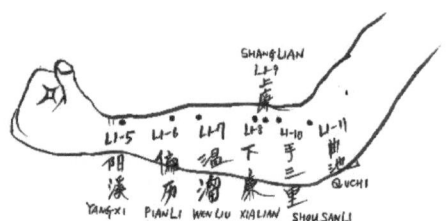

LI-8 (Xialian 下廉)

Indikationer

Mavesmerter, smerter i albue og arm, motorisk svækkelse af overbenene.

Placering

På den radiale side af underarmsens håndryggen, 4 cun distalt til fossa cubitalis fold.

LI-9 (Shanglian 上廉)

Indikationer

Motorisk svækkelse af overbenene, følelsesløshed i hånden og armen, smerter i skulder og arm, mavesmerter.

Placering

På den radiale side af underarmens håndryggen, 3 cun distalt til fossa cubitalis fold.

LI-10 (Shousanli 手三里)

Indikationer

Tandpine, hævelse af kinden, mavesmerter, maveknurren, diarré, lammelse i overbenene, smerter i skulder og ryg.

Placering
>   På den radiale side af underarmsens håndryggen, 2 cun
>   distalt til fossa cubitalis fold.

LI-11 (Quchi 曲池)

- **He-Sea punkt.**

Indikationer
>   Tandpine, rødme og smerter i øjnene, ondt i halsen,
>   mavesmerter, diarré, lammelse i de øvre lemmer,
>   krampagtig smerte i albue og arm, febersygdomme,
>   hypertension, urticaria.

Placering
>   I fordybning i den laterale ende af den tværgående fossa
>   cubitalis fold.

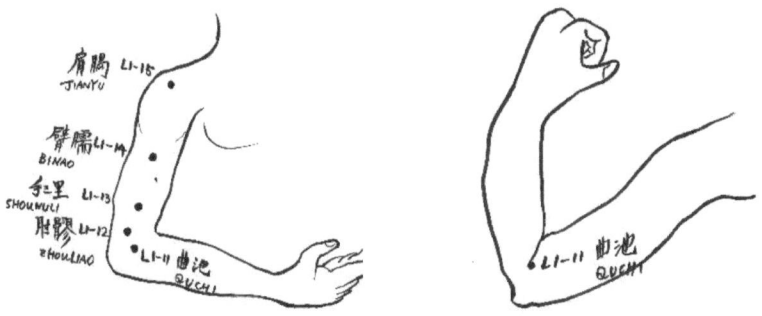

LI-12 (Zhouliao 肘髎)

Indikationer
>   Følelsesløshed, krampagtig smerte i albue og arm.

Placering
>   På lateralsiden af overarmen, 1 cun over til LI-11 (Quchi
>   曲池).

LI-13 (Shouwuli 手五里)

Indikationer

Krampagtige smerter i albue og arm, scrofula.

Placering

På lateralsiden af overarmen, 3 cun over til LI-11 (Quchi 曲池).

LI-14 (Binao 臂臑)

Indikationer

Smerter i skulder og arm, stiv nakke, kortsynethed, natblindhed, scrofula.

Placering

På lateralsiden af overarmen på linjen, der forbinder LI-11 (Quchi 曲池) og LI-15 (Jianyu 肩髃), 7 cun over LI-11 (Quchi 曲池).

LI-15 (Jianyu 肩髃)

Indikationer

Smerter i skulder og arm, slaphed i de øvre lemmer, urticaria, scrofula.

Placering

På skulderen i fordybningens forreste kant af det acromioclavicularis punkt.

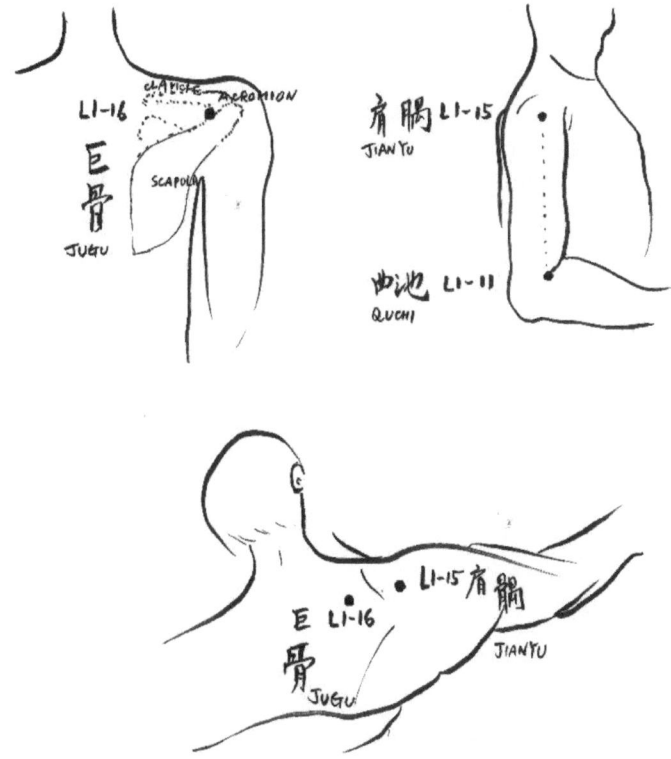

LI-16 (Jugu 巨骨)

Indikationer

Smerter og motorisk svækkelse af de øvre ekstremiteter, smerter i skulderen.

Placering

På skulderen, i fordybningen mellem den acromialis ekstremitet i clavicula og den skulpturelle rygsøjle.

LI-17 (Tianding 天鼎)

Indikationer

Pludselig tab af stemme, ondt i halsen, scrofula, struma.

Placering

På lateralsiden af nakken ved den bageste kant af sternocleidomastoideus muskel. 1 cun under Li-18 (Futu 扶突).

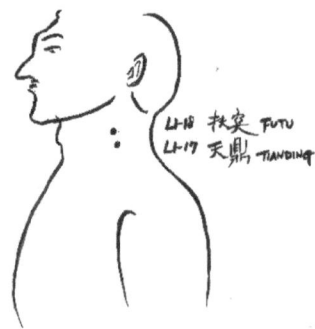

LI-18 (Futu 扶突)

Indikationer

Hoste, astma, ondt i halsen, scrofula, struma, pludseligt tab af stemmen.

Placering

På lateralsiden af nakken, niveau med spidsen af Adams æble mellem de forreste og bageste grænser af sternocleidomastoideus muskel.

LI-19 (Kouheliao 口禾髎)

Indikationer

Hoste, astma, ondt i halsen, scrofula, struma, pludseligt tab af stemmen.

Placering

Under sidekant af næsebor og nær overlæben, på niveau med Du-26 (Renzong 人中).

LI-20 (Yingxiang 迎香)

Indikationer

Næseobstruktion, epistaxis, afvigelse i munden, kløe og hævelse i ansigtet.

Placering

I den naso-labiale rille, i niveauet for midtpunktet for ala nasi.

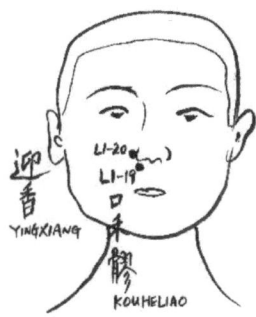

III. Mavemeridian i Fod-Yangming
足阳明胃经经穴

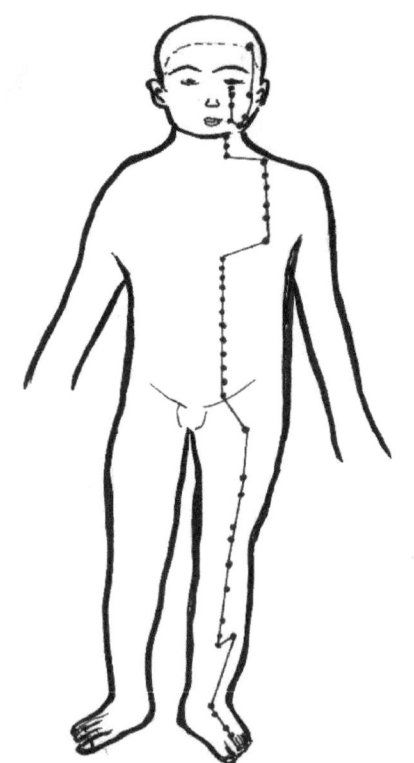

Starter under pupillen i øjet og derefter på næsen til kæben, hvor den splittes. Den ene går op i hovedbunden, men den anden løber ned til nakken, brystet, maven, låret og gennem ned til siden af spidsen af den anden tå. Den indeholder 45 forskellige akupunkter.

ST-1 (Chengqi 承泣)

Indikationer

Rødme, smerter og kløe i øjet, trækende øjenlåg, lammelse i ansigtet.

Placering

Når øjnene ser lige frem, er dette punkt direkte under pupillen mellem øjeæblet og nedre infraorbitalis kant.

ST-2 (Sibai 四白)

Indikationer

Rødme, kløe og smerter i øjnene, grå stær, lammelse i ansigtet, hovedpine, svimmelhed, træk i øjenlågene.

Placering

Når øjnene ser lige frem, er dette punkt direkte under pupillen i fordybningen af infraorbitale foramen.

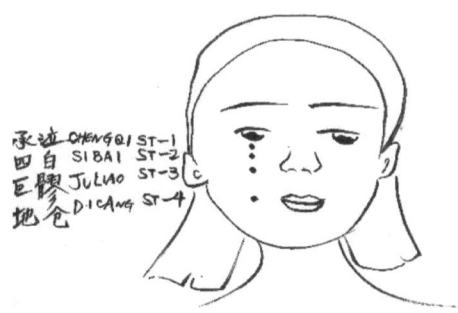

ST-3 (Juliao 巨髎)

Indikationer

Lammelse i ansigtet, træk i øjenlågene, epistaxis, tandpine, hævelse af læber og kinder.

Placering

Når øjnene ser lige frem, er dette punkt direkte under pupillen, på niveau for med nedre kant af ala nasi på lateralsiden af nasolabial rille.

ST-4 (Dicang 地仓)

Indikationer

Trækning i øjenlåg, afvigelse i munden, tandpine.

Placering

Lateralt hjørne af munden.

ST-5 (Daying 大迎)

Indikationer

Lammelse i ansigtet, hævelse af kinden, smerter i ansigtet, tandpine.

Placering

Foran vinklen på underkæben, i fordybningen ved den forreste kant af tyggemusklen.

ST-6 (Jiache 颊车)

Indikationer

Trismus, hævelse af kinderne, tandpine, hævelse af kind og ansigt.

Placering

En fingerbredde foran og over end vinklen på underkæben.

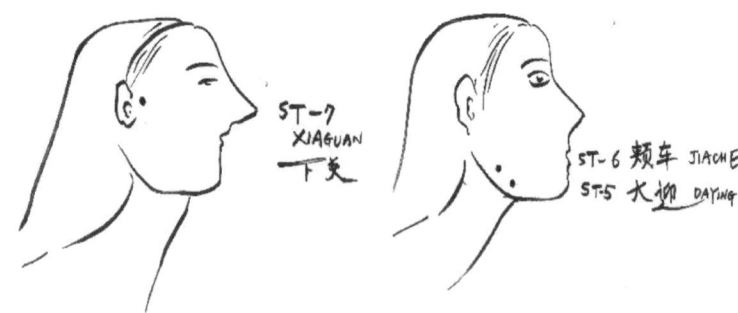

ST-7 (Xiaguan 下关)

Indikationer

Døvhed, tinnitus, trismus, tandpine, motorisk svækkelse af kæben, smerter i ansigtet, lammelse i ansigtet.

Placering

Foran øret i ansigtet, i fordybningen mellem kindben bue og underkæbe.

ST-8 (Touwei 头维)

Indikationer

Hovedpine, svimmelhed, sløret syn, tåredannelse.

Placering

0,5 cun over den forreste hårlinje i hjørnet af panden.

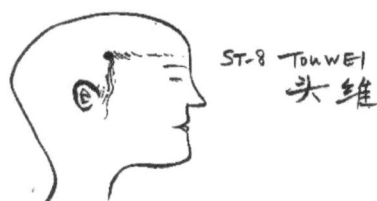

ST-9 (Renying 人迎)

Indikationer

Ondt i halsen, astma, scrofula, struma, hypertension, svimmelhed.

Placering

Ud for med spidsen af Adam æble, på den forreste kant af sternocleidomastoid muskel, hvor den almindelige halspulsåre kan mærkes.

ST-10 (Shuitu 水突)

Indikationer

Sore throat, asthma, cough.

Placering

På halsen, på den forreste kant af sternocleidomastoid muskel, midtpunkt på linjen ST-9 (Renying 人迎) og ST-11 (Qishe 气舍).

ST-11 (Qishe 气舍)

Indikationer

Ondt i halsen, astma, hikke, struma.

Placering

På halsen, højere end den mediale ende af nøglebenet, direkte under ST-9 (Renying 人 迎) mellem brystbens og nøglebens hovederne på sternocleidomastoid muskel.

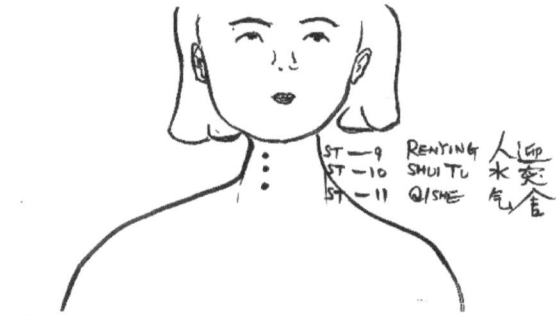

ST-12 (Quepen 缺盆)

Indikationer

In Hoste, astma, ondt i halsen, smerter i supraclavicular fossa.

Placering

Dette punkt er midtpunktet for supraclavicularis fossa, 4 cun lateralt til midtlinjen.

ST-13 (Qihu 气户)

Indikationer

Astma, hoste, fylde i brystet, hikke, smerter i brystet, hypokondrium.

Placering

Dette punkt er midtpunktet for den nedre kant af nøglebenet, direkte under ST-12 (Quepen 缺盆). 4 cun lateralt til midtlinjen.

ST-14 (Kufang 库房)

Indikationer

Hoste, følelse af fylde og smerter i brystet.

Placering

På brystet, i det første interkostale rum, 4 cun lateralt til den forreste midtlinje.

ST-15 (Wuyi 屋翳)

Indikationer

Hoste, astma, fylde og smerter i brystet og ribbens-området, mastitis.

Placering

På brystet, i det andet interkostale rum, 4 cun lateralt til den forreste midtlinje.

ST-16 (Yingchuang 膺窗)

Indikationer

Hoste, astma, fylde og smerter i brystet og hypokondrium, mastitis.

Placering

På brystet, i det tredje interkostale rum, 4 cun lateralt til den forreste midtlinje.

ST-17 (Ruxhong 乳中)

Placering

På brystet, i det fjerde interkostale rum, på hjørnet af brystvorten, 4 cun lateralt til den forreste midtlinje.

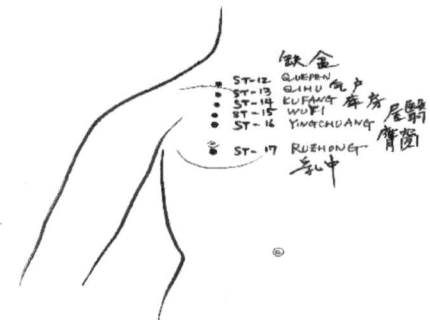

ST-18 (Rugen 乳根)

Indikationer

Hoste, astma, hikke, brystsmerter, bryst byld.

Placering

På brystet, direkte under brystvorten, i det femte interkostale rum.

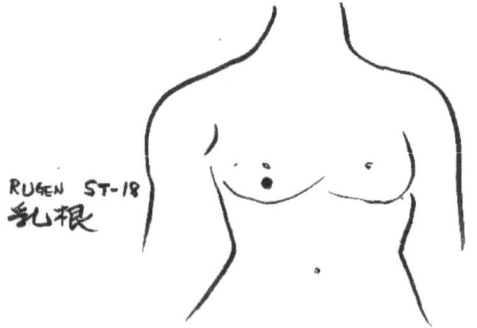

ST-19 (Burong 不容)

Indikationer

Mave udspilning, mavesmerter, opkastning, anoreksi.

Placering

På den øvre del af maven, 6 cun over navlen, 2 cun lateralt til den forreste midtlinje.

ST-20 (Chengman 承满)

Indikationer

Mave udspilning, mavesmerter, opkastning, anoreksi.

Placering

På den øvre del af maven, 5 cun over navlen, 2 cun lateralt til den forreste midtlinje.

ST-21 (Liangmen 梁门)

Indikationer

Mave udspilning, diarré, opkastning, mavesmerter, anoreksi.

Placering

På maven, 4 cun over navlen, 2 cun lateralt til den forreste midtlinje.

ST-22 (Guanmen 关门)

Indikationer

Smerter og mave udspilning, diarré, maveknurren, anoreksi, ødem.

Placering

På maven, 3 cun over navlen, 2 cun lateralt til den forreste midtlinje.

ST-23 (Taiyi 太乙)

Indikationer

Mavesmerter, irritabilitet, mani.

Placering

På maven, 2 cun over navlen, 2 cun lateralt til den forreste midtlinje.

ST-24 (Huaroumen 滑肉门)

Indikationer

Mavesmerter, opkastning, mani.

Placering

På maven, 1 cun over navlen, 2 cun lateralt til den forreste midtlinje.

ST-25 (Tianshu 天枢)

- **Front-Mu punkt af Tyktarmen.**

Indikationer

Oppustet mave, maveknurren, diarré, smerter omkring navlen, dysenteri, uregelmæssig menstruation, ødem.

Placering

På maven, 2 cun lateralt til navlen.

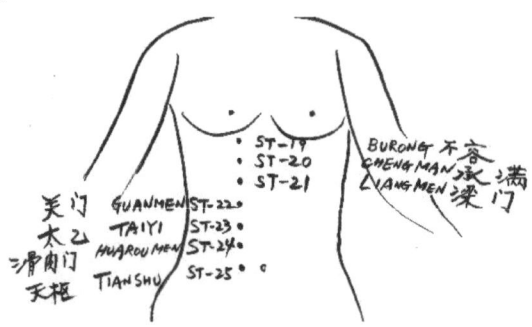

ST-26 (Wailing 外陵)

Indikationer

Mavesmerter, brok, dysmenoré.

Placering

På den nedre del af maven, 1 cun under navlen, 2 cun lateralt til den forreste midtlinje.

ST-27 (Daju 大巨)

Indikationer
Brok, distancer i underlivet, dysuri, sædemission.

Placering
På den nedre del af maven, 2 cun under navlen, 2 cun lateralt til den forreste midtlinje.

ST-28 (Shuidao 水道)

Indikationer
Oppustet mave, brok, dysuri, dysmenoré, ødem.

Placering
På den nedre del af maven, 3 cun under navlen, 2 cun lateralt til den forreste midtlinje.

ST-29 (Guilai 归来)

Indikationer
Uregelmæssig menstruation, leukorré, brok, mavesmerter, prolaps af livmoderen.

Beliggenhed
Placering
På den nedre del af maven, 4 cun under navlen, 2 cun lateralt til den forreste midtlinje.

ST-30 (Qichong 气冲)

Indikationer
Mavesmerter, uregelmæssig menstruation, brok, impotens, hævelse og smerter i de ydre kønsorganer.

Placering

På den nedre del af maven, 5 cun under navlen, 2 cun lateralt til den forreste midtlinje.

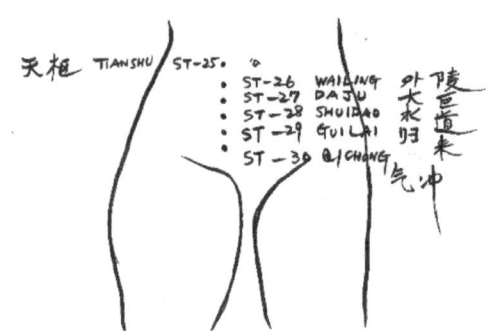

ST-31 (Biguan 髀关)

Indikationer

Smerter i låret, motorisk svækkelse, følelsesløshed, smerter i underekstremiteterne, muskelatrofi.

Placering

På den øvre del af låret på linjen, der forbinder den anterosuperior iliac rygsøjle og den superiolaterale grænse af patellaen.

Når man sidder opret med knæet bøjet, to fingre bredde ned direkte fra inguinalis rille, direkte midtlinjen af patellaen.

ST-32 (Futu 伏兔)

Indikationer

Smerter i lænde- og iliakregionen, lammelse af underekstremiteterne, brok, beriberi.

Placering

På låret på linjen, der forbinder den forreste overordnede iliac-rygsøjle og den laterale kant af patellaen, 6 cun over patellas laterosuperior.

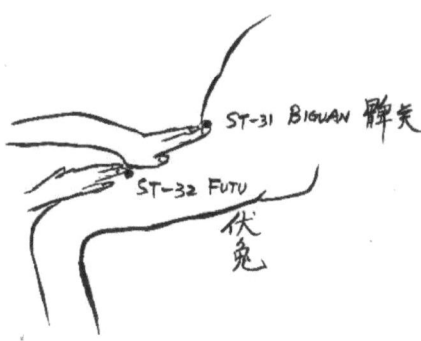

ST-33 (Yinshi 阴市)

Indikationer

Følelsesløshed, ømhed, motorisk svækkelse af ben og knæ.

Placering

På låret, punkt 3 cun over laterosuperior kant af pataellaen. På linjen, der forbinder den forreste overordnede lilla rygsøjle og den laterale overlegne kant af patellaen.

ST-34 (Liang 梁丘)

- **Xi-Cleft punkt i Mavemeridian.**

Indikationer

Mavesmerter, hævelse og smerter i knæet og lammelse i underekstremiteterne, bryst byld, hæmaturi.

Placering

På låret, 2 cun over superiolaterale kant af patellaen.

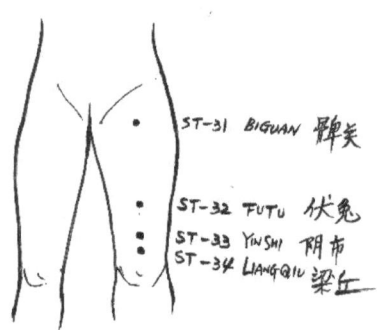

ST-35 (Dubi 犊鼻)

Indikationer

Smerter i knæet, lammelse af underbenene, beriberi.

Placering

På knæet, i fordybningen lateralt til patellaen og det patellære ledbånd.

ST-36 (Zusanli 足三里)

- **He-Sea punkt i Mavemeridian.**

Indikationer

Udvidelse af maven, opkastning, mavesmerter, diarré, forstoppelse, ødem, dysenteri, lammelse i underekstremiteter, beriberi, afmagring, hoste, astma, mani, søvnløshed.

Placering

3 cun lavere end ST-35 (Dubi 犊鼻), en fingerbredde (langfinger) på siden af forkanten af skinnebenet.

ST-37 (Shangjuxu 上巨虚)

- **Det nedre He Sea punkt i Tyktarmen.**

Indikationer

Maveknurren, mavesmerter, diarré, forstoppelse, tarmabscess, beriberi, slaphed, lammelse.

Placering

På underbenet, 6 cun, lavere end ST-35 (Dubi 犊鼻), en fingerbredde (langfingern), på siden af forkanten af skinnebenet.

ST-38 (Tiaokou 条口)

Indikationer

Smerter i skulder og arm, epigastrisk smerte, følelsesløshed i knæ og ben, motorisk svækkelse af fod og skulder.

Placering

På underbenet, 8 cun lavere end ST-35 (Dubi 犊鼻), en fingerbredde (langfinger), på siden af forkanten af skinnebenet.

ST-39 (Xijuxu 下巨虚)

- **Det nedre He-Sea punkt i Tyndtarmen.**
- **"the Sea of Blood" punkt.**

Indikationer

Smerter i underlivet, diarré, følelsesløshed og lammelse i underekstremiteterne, bryst byld.

Placering

På underbenet, 9 cun lavere end ST-35 (Dubi 犊鼻), en fingerbredde (langfinger), på siden af forkanten af skinnebenet.

ST-40 (Fenglong 丰隆)

- **Luo-forbindelsespunkt i Mavemeridian.**

Indikationer

Opkastning, ødem, forstoppelse, hovedpine, svimmelhed, svimmelhed, hoste, astma, epilepsi, lammelse i underekstremiteterne, muskelatrofi.

Placering

På underbenet, 8 cun højere end det fremstående punkt på den laterale malleolus, lateral til ST-38 (Tiaokou 条口), 2 fingersbredders, på siden af forkanten af skinnebenet.

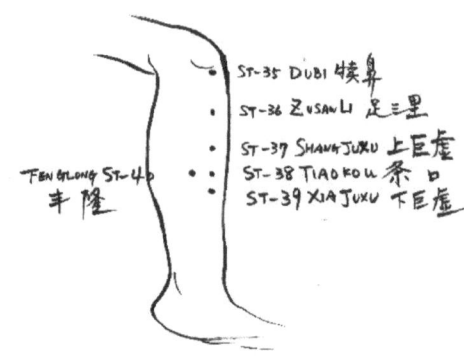

ST-41 (Jiexi 解溪)

Indikationer

Hovedpine, svimmelhed, depressiv og manisk psykose, forstoppelse, oppustet mave, hævelse og smerter i ankelleddet, syndromer i underekstremiteter.

Placering

Midtpunkt i fodryggen ved den laterale malleolus i en fordybning mellem senerne i extensor hallucis longus og extensor digitorum longus.

ST-42 (Chongyang 冲阳)

- **Yuan-Source punkt i Mavemeridian.**

Indikationer

Hævelse af kinder, tandpine, depressiv og manisk psykose, epilepsi, svækkelse af foden, epilepsi, muskelatrofi, epilepsi, slaphed i foden.

Placering

Højeste punkt på fodryggen i fordybningen distalt til krydset mellem den anden og tredje metatarsal knogler.

ST-43 (Xiangu 陷谷)

Indikationer

Mavesmerter, hævelse af kinder, smerter i øjnene, febersygdom, hævelse og smerter i fodryggen.

Placering

På fodryggen, mellem den anden og tredje Metatarsus knogler, 1 cun tæt på ST-44 (Neiting 内庭).

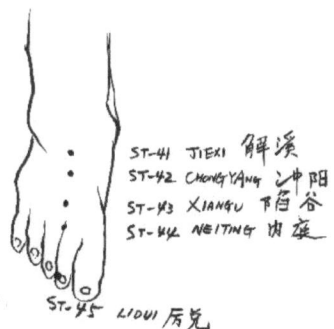

ST-44 (Neiting 内庭)

Indikationer

Tandpine, smerter i ansigtet, ondt i halsen, mavepine, epistaxis, oppustet mave, forstoppelse, dysenteri, diarré, hævelse og smerter i fodryggen, febersygdom.

Placering

På fodryggen, mellem anden og tredje tå, i ende af den lodrette fold.

ST-45 (Lidui 厉兑)

Indikationer

Tandpine, hævelse i ansigtet, ondt i halsen, epistaxis, mani, febersygdom.

Placering

På lateralsiden af anden tå, 0,1 cun ved siden af neglens hjørne.

IV. Miltmeridian i Fod-Taiyin
足太阴脾经经穴

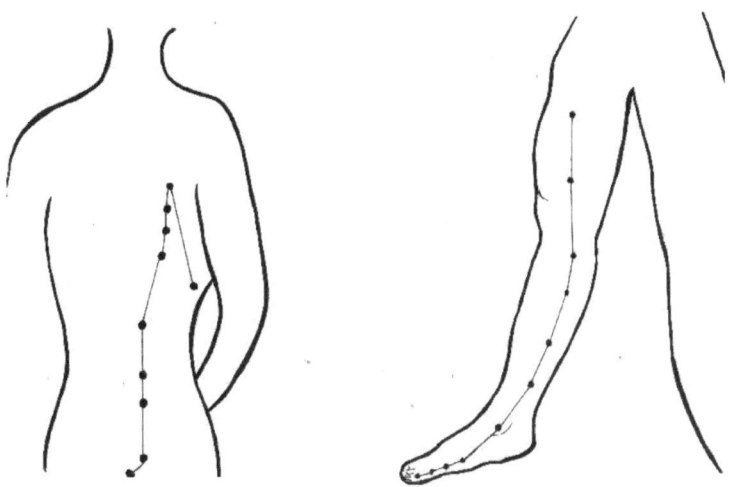

Starter fra spidsen af storetåen, passerer gennem det forreste mediale aspekt af knæet og låret og kommer ind i maven, derefter op ad ribbenene til et punkt på brystet under armhulen. Den indeholder 21 forskellige akupunkter.

SP-1 (Yinbai 隠白)

- **Jing-Well point.**

Indikationer

Oppustet mave, apopleksi, kramper, psykiske lidelser, metrorragi, livmoderblødning, blodig afføring.

Placering

På den mediale side af storetåen, 0,1 cun ved siden af neglens hjørne.

SP-2 (Dadu 大都)

Indikationer

Mavesmerter og oppustet mave, opkastning, diarré, febersygdom, forstoppelse, dysfori.

Placering

På den mediale side af stortåen, i fordybningen distalt og lavere end det første metatarsophalangeae led.

SP-3 (Taibai 太白)

- **Yuan-Source i Miltmeridian.**

Indikationer

Oppustet mave, mavepine, opkastning, diarré, forstoppelse, ødemer, smerter i leddene, beriberi, tyngde i kroppen.

Placering

På fodens mediale side, i fordybningen proximal og lavere end den første metatarsophalangeae led.

SP-4 (Gongsun 公孙)

- **Luo-forbindelsespunkt i Miltmeridian.**

Indikationer

Oppustet mave, diarré, ødem, opkastning, dysenteri, mavepine, søvnløshed, dysfori, maveknurren.

Placering

På fodens mediale side i fordybningen distalt og lavere end i basen af den første metatarsus knogle.

SP-4 GONGSUN 公孙

SP-5 (Shangqiu 商丘)

Indikationer

Oppustet mave, forstoppelse, diarré, maveknurren, stivhed og smerter i tungen, hæmorroide, smerter i foden og anklen.

Placering

På den mediale side af foden, i fordybningen distalt og lavere end den mediale malleolus, midtpunktet.

SP-6 (Sanyinjiao 三阴交)

Indikationer

Mavesmerter og oppustet mave, ødemer, uregelmæssig menstruation, metrorragi, metrostaxis, leukorré, amenoré, søvnløshed, hypertension, muskelatrofi, lammelse af underekstremiteterne, svimmelhed, brok, smerter i de ydre kønsorganer.

Placering

3 cun direkte over spidsen af medial malleolus i fordybningen nær den bageste kant af skinnebenet.

SP-7 (Lougu 漏谷)

Indikationer

Mavesmerter og oppustet mave, maveknurren, følelsesløshed, lammelse i underekstremiteterne.

Placering

6 cun over spidsen af den mediale malleolus og 3 cun højere end SP-6 (Sanyinjiao 三阴交), i fordybning bagud for den mediale kant af skinnebenet.

SP-8 (Diji 地机)

- **Xi-Cleft punkt i Miltmeridian.**

Indikationer

Mavesmerter, diarré, ødem, uregelmæssig menstruation, dysmenoré, dysuri, lammelse i underekstremiteterne.

Placering

3 cun under SP-9 (Yinlingquan 阴陵泉) på linjen, der forbinder spidsen af den mediale malleolus.

SP-9 (Yinlingquan 阴陵泉)

- **He-Sea punkt i Miltmeridian.**

Indikationer

Mavesmerter og oppustet mave, diarré, forstoppelse, dysenteri, ødem, dysuri, gulsot, smerter i knæet, smerter i de ydre kønsorganer.

Placering

På den mediale side af underbenet, i fordybningen bagud og lavere end den mediale condylus til skinnebenet.

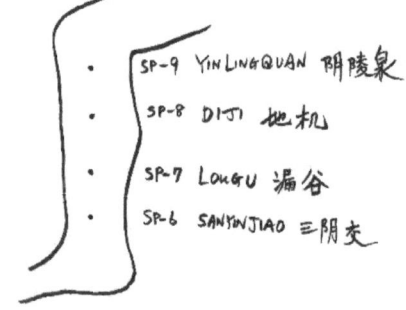

SP-10 (Xuehai 血海)

- **Sea of Blood.**

Indikationer

Uregelmæssig menstruation, dysmenoré, amenoré, eksem, urticaria, smerter i knæleddet.

Placering

Når knæet er bøjet, 2 cun over den mediale kant af patella, direkte over SP-9 (Yinlingquan 阴 陵 泉).

Når knæet er bøjet, skal du sætte håndfladen på den øverste kant af patellaen med fire fingre rettet opad, og tommelfingeren danner en vinkel på 45 grader med pegefingeren. Punkten er, hvor spidsen af tommelfingeren

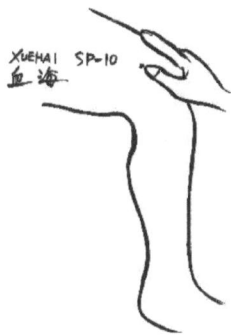

SP-11 (Jimen 箕门)

Indikationer

Dysuri, enuresis, muskelatrofi, lammelse af underekstremiteterne.

Placering

På den mediale side af låret, 6 cun over SP-10 (Xuehai 血海).

SP-12 (Chongmen 冲门)

Indikationer

Smerter i underlivet, brok, dysuri, leukorragi, uregelmæssig menstruation.

Placering

6 cun over SP-10 (Xuehai 血海), 3,5 cun på tværs til midtpunktet for den øvre kant af symphysis pubis.

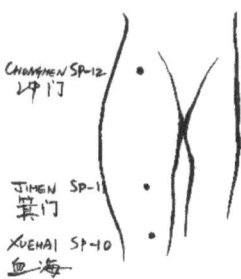

SP-13 (Fushe 府舍)

Indikationer

Smerter i underlivet, brok.

Placering

På nedre del af maven er 0,7 cun højere end SP-12 (Chongmen 冲门), 4 cun i lateralt til midtlinjen.

SP-14 (Fujie 腹結)

Indikationer

Oppustet mave, brok, diarré, forstoppelse.

Placering

På den nedre del af maven, 3 cun over SP-13 (Fushe 府舍).

SP-15 (Daheng 大横)

Indikationer

Mavesmerter og oppustet mave, diarré, dysenteri, forstoppelse.

Placering

På maven, 4 cun lateralt til midten af navlen.

SP-16 (Fuai 腹哀)

Indikationer

I Mavesmerter, forstoppelse,dycenteri.

Placering

På maven, 3 cun over navlen, 4 cun lateralt til den forreste midtlinje.

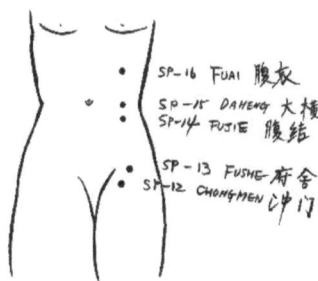

SP-17 (Shidou 食窦)

Indikationer

Smerter i brystet og hypokondriak-regionen.

Placering

På brystets laterale side, i det femte intercostale rum, 6 cun lateralt til den forreste midtlinje.

SP-18 (Tianxi 天溪)

Indikationer

Smerter i brystet og hypokondriak, hoste, hikke, mastitis.

Placering

På brystets laterale side, i det fjerde intercostale rum, 6 cun lateralt til den forreste midtlinje.

SP-19 (Xiongxiang 胸乡)

Indikationer

Smerter i brystet og hypochondriac regionen, hoste, hikke.

Placering

På brystets laterale side, i det tredje intercostale rum, 6 cun lateralt til den forreste midtlinje.

SP-20 (Zourong 周荣)

Indikationer

Smerter i brystet og hypokondriak, hoste, hikke.

Placering

På brystets laterale side, i det andet intercostale rum, 6 cun lateralt til midtlinjen.

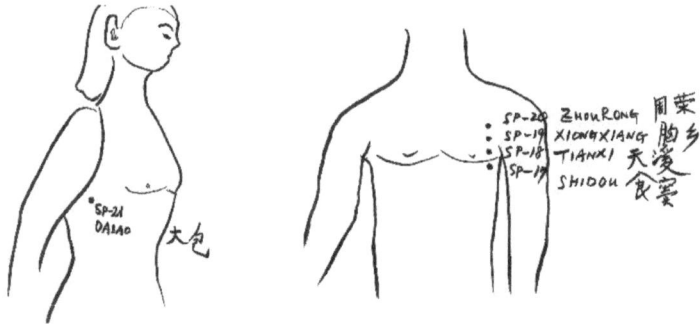

SP-21 (Dabao 大包)

- **Det store Luo-forbindelsespunkt i Milten.**

Indikationer

Smerter i brystet og hypokondriak, hoste, astma, generel smerte og slaphed i ekstremiteterne.

Placering

På brystets laterale side, i den midterste armhule linje, i det sjette intercostale rum.

V. Hjertemeridian i Hånd-Taiyang
手阴心经经穴

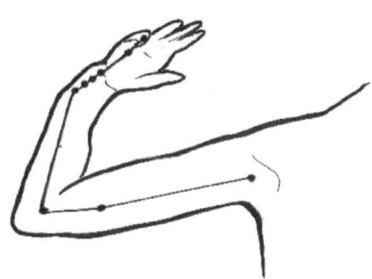

Starter i armhulen, passerer gennem underarmen til det pisiforme område proximalt med håndfladen og følger derefter til spidsen af lillefingeren. Den indeholder 9 forskellige akupunkter.

HT-1 (Jiquan 极泉)

Indikationer
Angina pectoris, nød i brystet, hypokondriak og ribbensmerter, mundtørhed, gule øjne, forkølelsessmerter i armen.

Placering
Når du løfter armen, er punktet i fordybningen i midten af armhulen.

HT-2 (Qingling 青灵)

Indikationer
Smerter i hjerte- og hypokondriakregioner, skulder og arm.

Placering

3 cun over den mediale ende af den tværgående cubital fossa på linjen, der forbinder HT-1 (Jiquan 极泉) og HT-3 (Shaohai 少海).

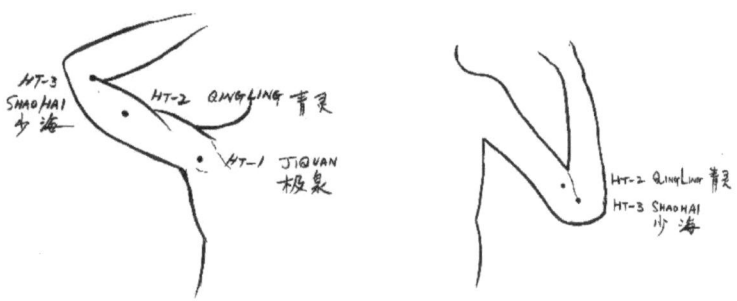

HT-3 (Shaohai 少海)

- **He-Sea punkt i Hjertemeridian.**

Indikationer

Hjertesmerter, mani, epilepsi, følelsesløshed i arm og hånd, smerter i armhulen, rysten i hånden, scrofula, hovedpine, tandpine.

Placering

Når albuen er bøjet, midt på linjen, der ligger den mediale ende af albuehulen.

HT-4 (Lingdao 灵道)

Indikationer

Angina pectoris, hjertebanken, spasmodisk smerte i albuen og armen, afasi, sorg og frygt.

Placering

På håndflade side af underarmen, 1,5 cun over tværgående fold på håndleddet.

HT-5 (Tongli 通里)

- **Luo-forbindelsespunkt i Hjertemeridian.**

Indikationer

Hjertebanken, svimmelhed, pludseligt tab af stemme, afasi på grund af stiv tunge, smerter i håndled og arm.

Placering

På håndflade side af underarmen, 1 cun over tværgående fold på håndleddet.

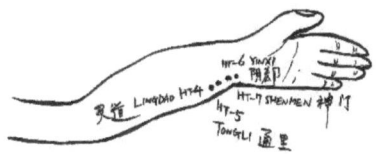

HT-6 (Yinxi 阴郄)

- **Xi-Cleft punkt i Hjertemeridian.**

Indikationer

Angina pectoris, hjertebanken, epistaxis, pludseligt tab af stemme, epistaxis, sløret syn.

Placering

På underlaget på håndflade side af underarmen, 0,5 cun over tværgående fold på håndleddet.

HT-7 (Shenmen 神门)

- **Yuan-Source i Hjertemeridian.**

Indikationer

Angina pectoris, søvnløshed, hjertebanken, mani, epilepsi, hypokondriak smerte, håndledssmerter, følelsesløshed i fingrene, demens.

Placering

I den ulnar ende af den tværgående fold på håndleddet, på den radiale side af flexor carpi ulnaris, i fordybningen ved den proximale kant af pisformbenet.

HT-8 (Shaofu 少府)

Indikationer

Hjertebanken, brystsmerter, dysuri, enurese, krampende smerte i lillefingeren, kløe i de ydre kønsorganer.

Placering

På håndfladen i fordybningen mellem den fjerde og femte metacarpale knogler. Når man knytter hånden, er punktet hvor spidsen af lillefingeren ligger.

HT-9 (Shaochong 少冲)

Indikationer

Hjertebanken, angina pectoris, mani, bevidstløshed, febersygdom, hypokondriak smerte.

Placering

På den radiale side af lillefingeren, 0,1 cun ved siden af neglens hjørne.

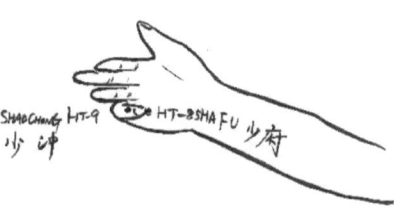

VI. Tyndtarmmeridian i Hånd Taiyang
手太阳小肠经经穴

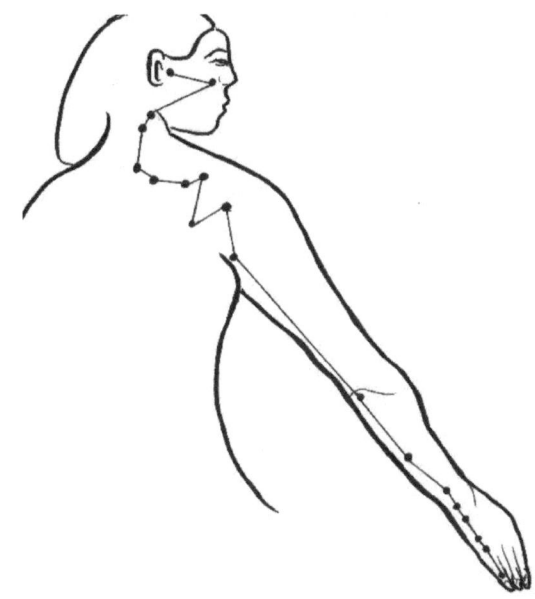

Starter fra den ulnære side af spidsen af lillefingeren og følger den ulnar side af håndens håndryggen til håndleddet og passerer gennem armen til skulderbladet til nakken, derefter op til øjet og over til øret. Den indeholder 19 forskellige akupunkter.

SI-1 (Shaoze 少泽)

Indikationer
Apopleksi, bevidstløshed, grå stær, tinnitus, døvhed, ondt i halsen, bryst byld, hovedpine, febersygdomme.

Placering

På ulnar side af den lille finger, 0,1 cun fra neglens hjørne.

SI-2 (Qiangu 前谷)

Indikationer

Hovedpine, følelsesløshed i fingrene, tinnitus, døvhed.

Placering

Når man knytter hånden, er punktet på ulnar ende af fold, ved siden af det femte metacarpophalangeal led.

SI-3 (Houxi 后溪)

Indikationer

Tinnitus, døvhed, ondt i halsen, mani, epilepsi, stiv nakke, følelsesløshed i fingrene, smerter i skulder og albue, febersygdomme.

Placering

Når man knytter hånden, er punktet på den ulnar side af hånden ved enden af den tværgående fold nær det femte metacarpophalangeal led.

SI-4 (Wangu 腕骨)

- **"Yuan-Source" punkt i Tynd Tarmmeridian.**

Indikatoner

Tinnitus, døvhed, følelsesløshed i fingre, febersygdom, gulsot, grå stær, smerter og stivhed i nakken.

Placering

På den ulnar side af hånden, i fordybningen mellem basen af den femte metacarpale knogle og den triquetrale knogle.

SI-5 (Yanggu 阳谷)

Indikationer

Hovedpine, tinnitus, døvhed, mani, epilepsi, hævelse og smerter i øjnene, febersygdom, smerter i hånd og håndled, hævelse i nakken.

Placering

I den ulnar side af af håndleddet, i fordybningen mellem styloidprocessen i ulnar og den triquetrale knogle.

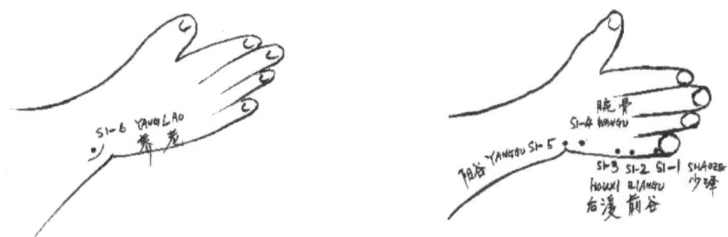

SI-6 (Yanglao 养老)

- **Xi-Cleft punkt i Tynd Tarmmeridian.**

Indikationer

I Sløret syn, smerter i skulder, ryg, albue og arm.

Placering

Med håndfladen vendt nedad, skal du sætte en fingerspids på det højeste sted i ulnahovedet, i fordybningen under fingeren, på den radiale side af styloide proces af ulna.

SI-7 (Zhizheng 支正)

- **Luo-forbindelsespunkt i Tynd Tarmmeridian.**

Indikationer

Hovedpine, svimmelhed, depressiv psykose, mani, febersygdomme, smerter i albuen, armen og fingrene.

Placering

På linjen, der forbinder SI-6 (Yanglao 养老) og SI-8 (Xiaohai 小海), 5 cun nær på dorsale fold på håndleddet.

SI-8(Xiaohai 小海)

- **He-Sea punktet i Tynd Tarmmeridian.**

Indikationer

Hovedpine, svimmelhed, tinnitus, døvhed, epilepsi, smerter i skulder, arm og albue.

Placering

Når albuen er bøjet, i fordybningen mellem olecranon af ulna og spidsen af den mediale epicondyle af humerus.

SI-9 (Jianzhen 肩贞)

Indikationer

Følelsesløshed i de øvre lemmer, tinnitus og døvhed, manglende evne til at hæve skulderen, smerter i scapular området.

Placering

På skulderen, bag og under skulderleddet. 1 cun over den bageste ende af den axillar fold.

SI-10 (Naoshu 臑俞)

Indikationer

Smerter i skulderen og scrofula.

Placering

På skulderen, over den bageste ende af den axilære fold, i fordybningen under den nedre kant af den scapular ryg.

SI-11 (Tianzong 天宗)

Indikationer

Smerter i scapular område, hoste astma, bryst byld.

Placering

På scapula, i fordybningen i midten af den subscapular fossa, på samme niveau af den fjerde thoracicae vertebrae.

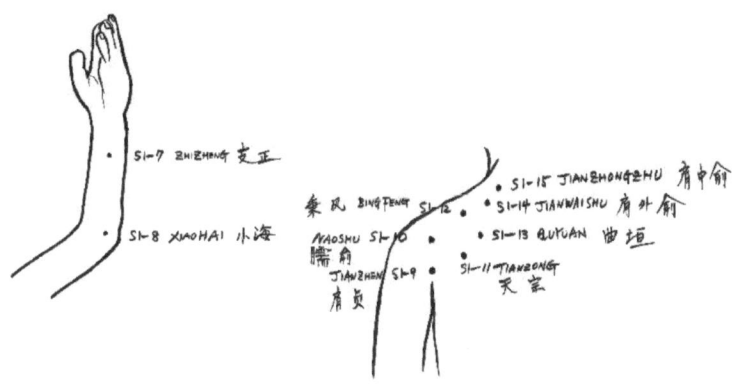

SI-12 (Bingfeng 秉风)

Indikationer

Smerter i scapular område, manglende evne til at hæve skulderen, følelsesløshed i øvre lemmer.

Placering

På scapra, i midten af den subscapular fossa, direkte over SI-11 (Tianzong 天宗), i fordybningen fundet, når armen løftes.

SI-13 (Quyuan 曲垣)

Indikationer

Smerter i det scapular område.

Placering

På scapra, på den mediale ende af den subscapular fossa, midtpunktet på linjen, der forbinder SI-10 (Naoshu 臑俞) og torntap i anden thoracicae vertebrae.

SI-14 (Jianwaishu 肩外俞)
Indikationer
Smerter i skulder og ryg, smerter og stivhed i nakken, hoste, astma.
Placering
3 cun lateralt til den nedre kant af torntap i første thoracicae vertebrae.

SI-15 (Jianzhongshu 肩中俞)
Indikationer
Hoste, astma, stiv nakke, hovedpine, smerter i skulder og ryg.
Placering
2 cun lateralt til DU-14 (Dazhui 大椎).

SI-16 (Tianchuang 天窗)
Indikationer
Tinnitus, døvhed, smerter og stivhed i nakken, ondt i halsen, tab af stemme.
Placering
Bageste kant af sternocleido-mastoid muskelniveauet med prominentia laryngea.

SI-17 (Tianrong 天容)
Indikationer
Tinnitus, døvhed, ondt i halsen, smerter og hævelse i nakken, struma.

Placering

Bagud for vinklen af underkæben, i fordybningen på den forreste kant af sternocleidomastoideus muskel.

SI-18 (Quanliao 颧髎)

Indikationer

Lammelse i ansigtet, træk i øjenlågene, tandpine, smerter og hævelse i ansigtet.

Placering

Direkte under den ydre øjenkrog, i fordybningen på den nedre kant af den zygomaticum knogle.

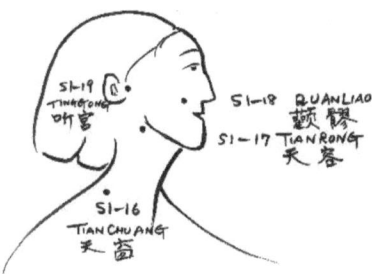

SI-19 (Tinggong 听宫)

Indikationer

Tinnitus, døvhed, tandpine, motorisk svækkelse af underkæben.

Placering

I fordybningen der dannes, når munden er åben. Foran til tragus og bagud for processus condylaris mandibulae af underkæbe.

VII. Blæremeridian i Fod-Taiyang
足太阳膀胱经经穴

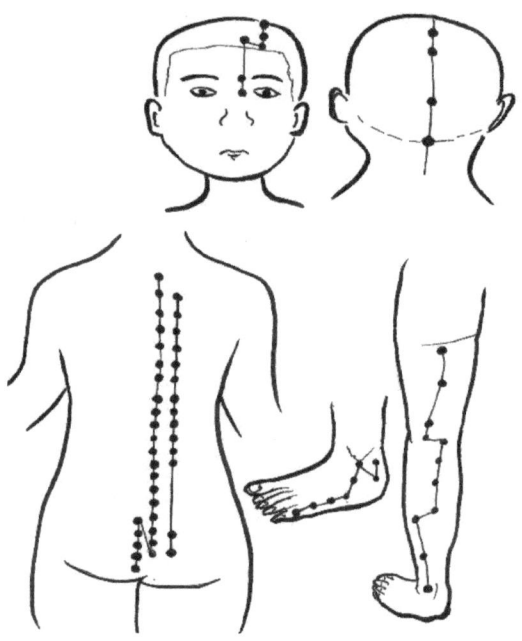

Starter i øjet og stiger op til panden og over toppen af kraniet. Den splittes under hårgrænsen i ryggen. En gren passerer ned ad skulderbladet og ned til midten af korsryggen. Den anden passerer nedad til ydersiden af rygsøjlen gennem nederste del af benet til hælen. Den indeholder 67 forskellige akupunkturpunkter.

BL-1 (Jingming 睛明)
Indikationer

Rødme, hævelse og smerter i øjnene, sløret syn, svimmelhed, nærsynethed, farveblindhed.

Placering

På det lukkede øje, i fordybningen lidt over, 0,1 cun lateralt og højere end den indre øjenkrog.

BL-2 (Cuanzhu 攒竹)

Indikationer

Hovedpine, sløret syn, smerter og hævelse i øjnene, træk i øjenlågene, glaukom.

Placering

I ansigtet, direkte over BL-1 (Jingming 睛明), i fordybningen på den mediale ende af øjenbrynet.

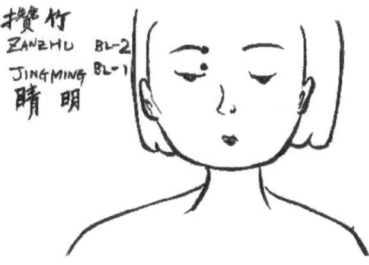

BL-3 (Meichong 眉冲)

Indikationer

Hovedpine, epilepsi, nasal obstruktion.

Placering

På hovedet, direkte over BL-2 (Zanzhu 攒竹), 0,5 cun over den forreste hårlinje.

BL-4 (Qucha 曲差)

Indikationer

Hovedpine, nasal obstruktion, epistaxis, sløret syn.

Placering

På hovedet, 0,5 cun over den forreste hårlinje, 1,5 cun i lateralt til midtlinjen.

BL-5 (Wuchu 五处)

Indikationer

Hovedpine, sløret syn, epilepsi, kramper.

Placering

På hovedet, 1 cun direkte over midten af den forreste hårlinje, 1,5 cun i lateralt til den forreste midtlinje.

BL-6 (Chengguang 承光)

Indikationer

Hovedpine, nasal obstruktion, sløret syn.

Placering

På hovedet, 2,5 cun direkte over midten af den forreste hårlinje, 1,5 cun i lateralt til den forreste midtlinje.

BL-7 (Tongtian 通天)

Indikationer

Hovedpine, epistaxis, nasal obstruktion, svimmelhed, rhinoré.

Placering

På hovedet, 4 cun direkte over midten af den forreste hårlinje, 1,5 cun i lateralt til den forreste midtlinje.

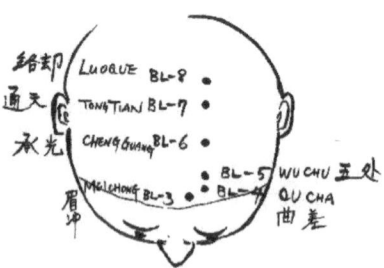

BL-8 (Louque 络却)

Indikationer

Svimmelhed, sløret syn, tinnitus, mani.

Placering

På hovedet, 5,5 cun direkte over midten af den forreste hårlinje, 1,5 cun i lateralt til den forreste midtlinje.

BL-9 (Yuzhen 玉枕)

Indikationer

Hovedpine, nakkesmerter, svimmelhed, nasal obstruktion, oftalmalgi.

Placering

På occiput, 2,5 cun direkte over midterste del af den bageste hårlinje og 1,3 cun lateralt til midtlinjen, i fordybningen på niveauet for den øvre kant af protuberantia occipitalis externa.

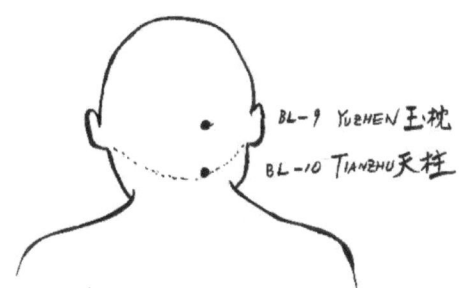

BL-10 (Tianzhu 天杼)

Indikationer

Hovedpine, stiv nakke, smerter i skulder og ryg, epilepsi, nasal obstruktion, depression, mani.

Placering

1,3 cun lateralt til midterste del af den bageste hårlinje i fordybningen på trapezius-muskelens laterale kant.

BL-11 (Dazhu 大杼)

- **" The Sea of Blood" punkt.**

Indikationer

Smerter i skulder og ryg, stiv nakke, nasal obstruktion, hovedpine, hoste, ondt i halsen, feber.

Placering

På ryggen, under torntappen i den første ryghvirvel (T1) i thorax, 1,5 cun lateralt til den bageste midtlinje.

BL-12 (Fengmen 风门)

Indikationer

Almindelig forkølelse, hoste, hovedpine, feber, stiv nakke, løbende næse.

Placering

På ryggen, under torntappen i den anden ryghvirvel (T2) i thorax, 1,5 cun lateralt til den bageste midtlinje.

BL-13 (Feishu 肺俞)

- **"Back Shu" punkt af Lungen.**

Indikationer

Brystsmerter, hoste, astma, tidevandsfeber, nattesved, nasal obstruktion.

Placering

På ryggen, under torntappen i den tredje ryghvirvel (T3) i thorax, 1,5 cun lateralt til den bageste midtlinje.

BL-14 (Jueyinshu 厥阴俞)

- **Back-Shu punkt af Hjertesækken.**

Indikationer

Hjertebanken, angina pectoris, hoste, opkastning, undertrykkelse.

Placering

På ryggen, under torntappen i den fjerde ryghvirvel (T4) i thorax, 1,5 cun lateralt til den ryg midtlinje.

BL-15 (Xinshu 心俞)

- **"Back Shu" punkt af Hjerte.**

Indikationer

Angina pectoris, hjertebanken, hoste, epilepsi, søvnløshed, mani, nattesved.

Placering

På ryggen, under torntappen i den femte ryghvirvel (T5) i thorax, 1,5 cun lateralt til den bageste midtlinje.

BL-16 (Dushu 督俞)

Indikationer

Angina pectoris, mavesmerter, undertrykkelse af brystet, astma, skiftevis kulderystelser og feber.

Placering

På ryggen, under torntappen i den sjette ryghvirvel (T6) i thorax, 1,5 cun lateralt til den bageste midtlinje.

BL-17 (Geshu 膈俞)

Indikationer

Opkastning, hikke, astma, hoste, blodspyt, eftermiddagsfeber, nattesved.

Placering

På ryggen, under torntappen i den syvende ryghvirvel (T7) i thorax, 1,5 cun lateralt til den bageste midtlinje.

BL-18 (Ganshu 肝俞)

- "Back Shu" punkt af Lever.

Indikationer

Gulsot, hypokondriak smerte, svimmelhed, sløret syn, rødme i øjet, epilepsi, mani, depression.

Placering

På ryggen, under torntappen i den niende ryghvirvel (T9) i thorax, 1,5 cun lateralt til den bageste midtlinje.

BL-19 (Danshu 胆俞)

- "Back Shu" punkt af Galdeblære.

Indikationer

Gulsot, bitter smag i munden, hypokondriak smerte, lungetuberkulose, skiftende feber.

Placering

På ryggen, under torntappen i den tiende ryghvirvel (T10) i thorax, 1,5 cun lateralt til den bageste midtlinje.

BL-20 (Pishu 脾俞)

- "Back Shu" punkt af Milt.

Indikationer

Mavesmerter, gulsot, opkastning, diarré, dysenteri, ødem, rygsmerter.

Placering

På ryggen, under torntappen i den ellevte ryghvirvel (T11) i thorax, 1,5 cun lateralt til den bageste midtlinje.

BL-21 (Weishu 胃俞)

- "Back Shu" punkt af Mave.

Indikationer

Mavesmerter, opkastning, hikke, Oppustet mave, maveknurren, smerter i brystet og ryg.

Placering

På ryggen, under torntappen i den tolvte ryghvirvel (T12) i thorax, 1,5 cun lateralt til den bageste midtlinje.

BL-22 (Sanjiaoshu 三焦俞)

- **"Back Shu" punkt af Sanjiao.**

Indikationer

Maveknurren, mave udspiling, diarré, dysenteri, ødem, stivhed i lænden.

Placering

På nedre del af ryggen, under torntappen i den første lændehvirvel (L1), 1,5 cun lateralt til den bageste midtlinje.

BL-23 (Shenshu 肾俞)

- **Back Shu punkt af Nyre.**

Indikationer

Sædemission, impotens, enurese, uregelmæssig menstruation, leukorré, tinnitus, døvhed, ødem, astma.

Placering

På nedre del af ryggen, under torntappen i den anden lændehvirvel (L2), 1,5 cun lateralt til den bageste midtlinje.

BL-24 (Qihaishu 气海俞)

- **" Sea of Qi" Shu.**

Indikationer

Lændesmerter, mave udspiling, dysmenoré, lumbago, hæmorroider.

Placering

På nedre del af ryggen, under torntappen i den tredje lændehvirvel (L3), 1,5 cun lateralt til den bageste midtlinje.

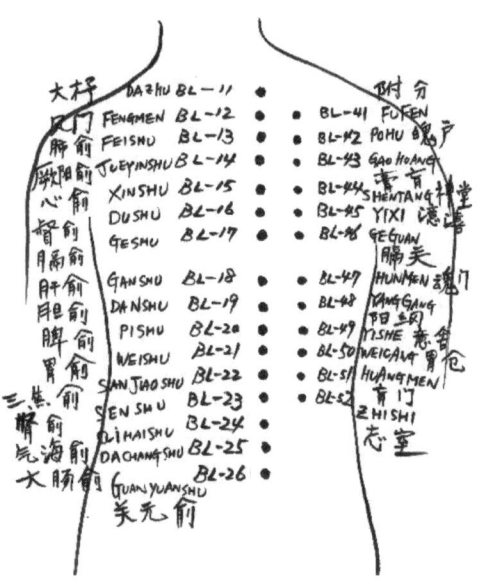

BL-25 (Dachangshu 大肠俞)

- **"Back Shu" punkt af Tyk Tarm.**

Indikationer

Oppustet mave, maveknurren, diarré, forstoppelse, dysenteri, lumbago, ischias, følelsesløshed og motorisk svækkelse af underekstremiteterne.

Placering

På korsryggen, under torntappen i den femte lændehvirvel (L5) i thorax, 1,5 cun i lateralt til den bageste midtlinje.

BL-26 (Guanyuanshu 关元俞)

- " Gate of the Origin" Shu.

Indikationer

Oppustet mave, diarré, enurese, lumbago, ischias, hyppig vandladning.

Placering

På nedre del af ryggen, under torntappen i den femte lændehvirvel (L5), 1,5 cun i lateralt til den bageste midtlinje.

BL-27 (Xiaochangshu 小肠俞)

- "Back Shu" punkt af Tynd Tarm.

Indikationer

Oppustet mave, diarré, dysenteri, enurese, hæmaturi, leukorré, lumbago, lændesmerter, ischias.

Placering

På korsbenet, 1,5 cun lateralt til midtlinjen, på niveau med den første bageste sacrum foramina.

BL-28 (Pangguangshu 膀胱俞)

- "Back Shu" punkt af Blæren.

Indikationer

Opretholdelse af urin, dysuri, enurese, diarré, forstoppelse, smerter i lænden.

Placering

På korsbenet, 1,5 cun lateralt til midtlinjen, på niveau med den anden bageste sacrum foramina.

BL-29 (Zhonglushu 中膂)

- Midt Ryg Shu.

Indikationer

Brok, diarré, stivhed og smerter i lænden.

Placering

På korsbenet, 1,5 cun lateralt til midtlinjen, på niveau med den tredje bageste sacrum foramina.

BL-30 (Baihuanshu 白环俞)

- **Hvid Ring Shu.**

Indikationer

Enurese, brok, sædemission, uregelmæssig menstruation, forstoppelse, dysuri, prolaps i endetarmen.

Placering

På korsbenet, 1,5 cun i lateralt til midtlinjen, på niveau med den fjerde bageste sacrum foramina.

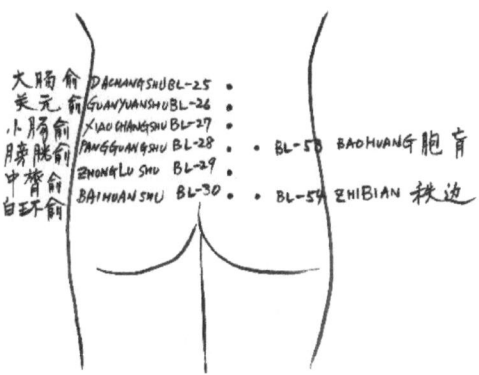

BL-31 (Shangliao 上髎)

Indikationer

Lændesmerter, dysuri, uregelmæssig menstruation, leukorré, impotens.

Placering

På korsbenet, første bageste sacrum foramina.

BL-32 (Ciliao 次髎)
Indikationer
Uregelmæssig menstruation, dysmenoré, brok, dysuria, leukorré, sædemission, muskelatrofi, følelsesløshed og motorisk svækkelse af underekstremiteterne.
Placering
På korsbenet, anden bageste sacral foramen.

BL-33 (Zhongliao 中髎)
Indikationer
Forstoppelse, diarré, lændesmerter, uregelmæssig menstruation, leukorré, dysuri.
Placering
På korsbenet, tredje bageste sacrum foramina.

BL-34 (Xialiao 下髎)
Indikationer
Mavesmerter, forstoppelse, leukoré, uregelmæssig menstruation, lændesmerter.
Placering
På korsbenet, fjerde bagerste sacrum foramina.

BL-35 (Huiyang 会阳)
Indikationer
Hæmorroider, diarré, leukoré, hæmatochezia.
Placering
0,5 cun i lateralt af spidsen af helebenet.

BL-36 (Chengfu 承扶)

Indikationer

- Hæmorroider, forstoppelse, smerter i nedre del af ryggen og gluteal området, motorisk svækkelse af underekstremiteterne.

Placering

På midtpunktet af den tværgående gluteus fold, punktet i midten af bagsiden af låret.

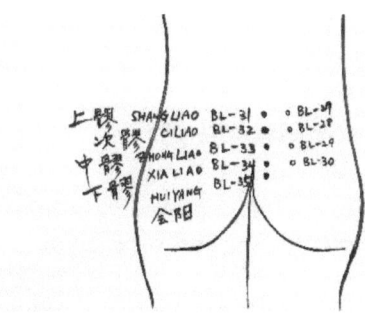

BL-37 (Yinmen 殷门)

Indikationer

Hæmiplegi, slaphed og følelsesløshed i underekstremiteterne, muskelatrofi.

Placering

På bagsiden af låret, 6 cun direkte under BL-36 (Chengfu 承助).

BL-38 (Fuxi 浮郄)

Indikationer

Følelsesløshed i gluteale og femorale regioner, kontraktur af sener i popliteal fossa.

Placering

På bagsiden af knæet, 1 cun over BL-39 (Weiyang 委阳), på den mediale side af senen til biceps femoris på lateralsiden af poplitea fossa.

BL-39 (Weiyang 委阳)

- **Nedre He-Sea punkt af Sanjiao.**

Indikationer

Mave fylde, dysuri, stivhed og smerter i lænden, ødem, dysuri, krampe i ben og fod.

Placering

På bagsiden af knæet, i den laterale ende af poplitea fold, på den mediale kant af senen til biceps femoris.

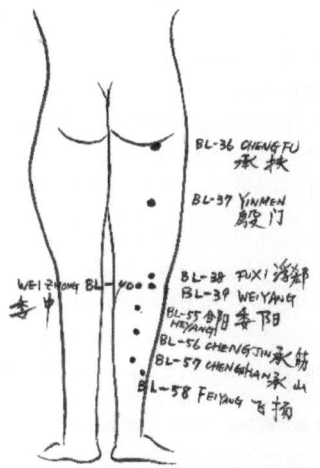

BL-40 (Weizhong 委中)

- **He-Sea punkt i Blæremeridian.**

Indikationer

Lumbago, dysuri, enurese, mavesmerter, opkastning, diarré, opkastning, diarré, slaphed og obstruktionssyndrom i underekstremiteter.

Placering

På bagsiden af knæet, midtpunktet for den tværgående fold af poplitea fossa.

BL-41 (Fufen 附分)

Indikationer

Smerter og stivhed i skulder, ryg og nakke, følelsesløshed i albue og arm.

Placering

På ryggen, under torntappen i den anden ryghvirvel (T2) i thorax, 3 cun lateralt til midtlinjen og niveau med BL-12 (Fengmen 风门).

BL-42 (Pohu 魄户)

Indikationer

Hoste, astma, smerter i skulder og ryg, hæmoptyse, lungetuberkulose.

Placering

På ryggen, under torntappen i den tredje ryghvirvel (T3) i thorax, 3 cun lateralt til midtlinjen og niveau med BL-13 (Feishu 肺俞).

BL-43 (Gaohuangshu 膏肓俞)

Indikationer

Lungetuberkulose, hoste, astma, hæmoptyse, søvnløshed, natlig emission.

Placering

På ryggen, under torntappen i den fjerde ryghvirvel (T4) i thorax, 3 cun lateralt til midtlinjen og niveau med BL-14 (Jueyinshu 厥阴俞).

BL-44 (Shentang 神堂)

Indikationer

Hjertesmerter, hjertebanken, astma, hoste, smerter og stivhed i ryggen.

Placering

På ryggen, under torntappen i den femte ryghvirvel (T5) i thorax, 3 cun lateralt til midtlinjen og niveau med BL-15 (Xinshu 心俞).

BL-45 (Yixi 噫嘻)

Indikationer

Hoste, astma, smerter i skulder og nakke.

Placering

På ryggen, under torntappen i den sjette ryghvirvel (T6) i thorax, 3 cun sideværts til midtlinjen og niveau med BL-16 (Dushu 督俞).

BL-46 (Geguan 膈关)

Indikationer

Opkastning, hævn, hikke, smerter i rygsøjlen og ryg, undertrykkelse af brystet.

Placering

På ryggen, under torntappen i den syvende ryghvirvel (T7) i thorax, 3 cun lateralt til midtlinjen og niveau med BL-17 (Geshu 膈俞).

BL-47 (Hunmen 魂门)

Indikationer

Smerter i brystet og hypokondriak, opkastning, diarré, rygsmerter.

Placering

På ryggen, under torntappen i den ryghvirvel i den niende ryghvirvel(T9) i thorax, 3 cun lateralt til midtlinjen og niveau med BL-18 (Ganshu 肝俞).

BL-48 (Yanggang 阳刚)

Indikationer

Mavesmerter, maveknurren, diarré, gulsot, diabetes, smerter i hypokondriak.

Placering

På ryggen, under torntappen i den tiende ryghvirvel (T10) i thorax, 3 cun lateralt til midtlinjen og niveau med BL-19 (Danshu 胆俞).

BL-49 (Yishe 意舍)

Indikationer

Oppustet mave, opkastning, diarré, maveknurren, synkebesvær.

Placering

På ryggen, under torntappen i den ellevte ryghvirvel (T11) i thorax, 3 cun lateralt til midtlinjen og niveau med BL-20 (Pishu 脾俞).

BL-50 (Weicang 胃仓)

Indikationer

- Oppustet mave, smerter i det epigastriske område og ryg.

Placering

På ryggen, under torntappen i den tolvte ryghvirvel (T12) i thorax, 3 cun lateralt til midtlinjen og i niveau med BL-21 (Weishu 胃俞).

BL-51 (Huangmen 肓门)

Indikationer

Mavesmerter, forstoppelse.

Placering

På nedre del af ryggen, under torntappen i den første lændehvirvel (L1), 3 cun lateralt til midtlinjen og i niveau med BL-22 (Sanjiaoshu 三焦俞).

BL-52 (Zhishi 志室)

Indikationer

Sædemission, dysuri, ødem, smerter i ryg og knæ, uregelmæssig menstruation.

Placering

På nedre del af ryggen, under torntappen i den anden lændehvirvel (L2), 3 cun lateralt til midtlinjen og i niveau med BL-23 (Shenshu 肾俞).

BL-53 (Baohuang 包肓)

Indikationer

Mave udspilning, borborygmus, smerter i lænden.

Placering

På bagdelen, 3 cun lateralt til midtlinjen, i niveau med den anden bageste sakral foramen.

BL-54 (Zhibian 秩边)

Indikationer

Motorisk svækkelse af underekstremiteterne, dysuri, forstoppelse, hæmorroider, muskelatrofi.

Placering

På bagdelen, 3 cun lateralt til midtlinjen, i niveau med den fjerde bageste sakral foramen.

BL-55 (Heyang 合阳)

Indikationer

Lændesmerter, lammelse i underekstremiteterne.

Placering

På den bageste side af benet, 2 cun direkte under BL-40 (Weizhong 委中).

BL-56 (Chengjin 承筋)

Indikationer

Hæmorroider, lændesmerter, krampe i gastrocnemius.

Placering

På underbenet, 5 cun under BL-40 (Weizhong 委中), i midten af maven i gastrocnemius musklen.

BL-57 (Chengshan 承山)

Indikationer

Krampe i gastrocnemius, hæmorroider, forstoppelse, prolaps af endetarmen, forstoppelse, beriberi.

Placering

På underbenet, 8 cun under BL-40 (Weizhong 委中), midtvejs mellem BL-40 (Weizhong 委中) og BL-60 (Kunlun 昆仑).

BL-58 (Feiyang 飞扬)

• **Luo-forbindelsespunkt af blæremeridian.**

Indikationer

Hovedpine, svimmelhed, epistaxis, sløret syn, hæmorroider, smerter i taljen og benet.

Placering

På underbenet, 7 cun direkte over BL-60 (Kunlun 昆仑).

BL-59 (Fuyang 跗阳)

Indikationer

Hovedpine, lændesmerter, hævelse og smerter ved ekstern malleolus, lammelse i underekstremiteterne.

Placering

På underbenet, 3 cun direkte over BL-60 (Kunlun 昆仑).

BL-60 (Kunlun 昆仑)

Indikationer

Hovedpine, svimmelhed, sløret syn, smerter og hævelse af hælen, lændesmerter, epilepsi, epistaxis.

Placering

Bag ankelleddet i fordybningen ved siden af laterale malleolus.

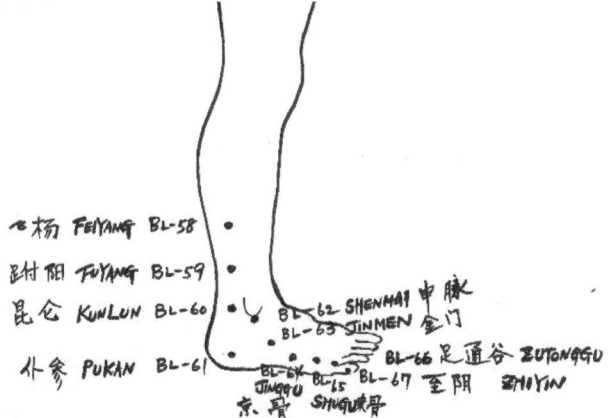

BL-61 (Pucan 仆参)

Indikationer

Smerter i hælen, epilepsi, muskelatrofi, svaghed i underekstremiteterne.

Placering

På fodens laterale side, direkte under BL-60 (Kunlun 昆仑).

BL-62 (Shenmai 申脉)

Indikationer

Epilepsi, mani, hovedpine, svimmelhed, søvnløshed, smerter i benet.

Placering

På fodens laterale side, direkte under den laterale malleolus.

BL-63 (Jinmen 金门)

- **Xi-Cleft punkt i Blæremeridian.**

Indikationer

Hovedpine, epilepsi, mani, smerter i den ydre malleolus, slaphed og motorisk svækkelse af underekstremiteter.

Placering

På fodens laterale side, i fordybningen under den terningebenet knogle, der ligger mellem hælbenet og tuberositeten i den femte metatarsal knogle.

BL-64 (Jinggu 京骨)

- **Yuan-Source punkt i Blæremeridian.**

Indikationer

Hovedpine, stivhed i nakken, smerter i lænd og lår, epilepsi, grå stær.

Placering

På fodens laterale side, i fordybningen under tuberositeten af den femte metatarsal knogle.

BL-65 (Shugu 束骨)

Indikationer

Hovedpine, stivhed i nakken, svimmelhed, manisk depression, smerter i underekstremiteterne, sløret syn.

Placering

På fodens laterale side, bagved den femte metatarsal knogle.

BL-66 (Zutonggu 足通谷)

Indikationer

Hovedpine, stivhed i nakken, svimmelhed, manisk, depression, epistaxis.

Placering

På fodens laterale side, foran til den femte metatarsofalangeale knogle.

BL-67 (Zhiyin 至阴)

Indikationer

Hovedpine, epistase, smerter i øjnene, forkert placering af fosteret, nasal obstruktion, dystoki, feber i sålen.

Placering

På lateral side af lille tå, ca. 0,1 cun fra neglens hjørne.

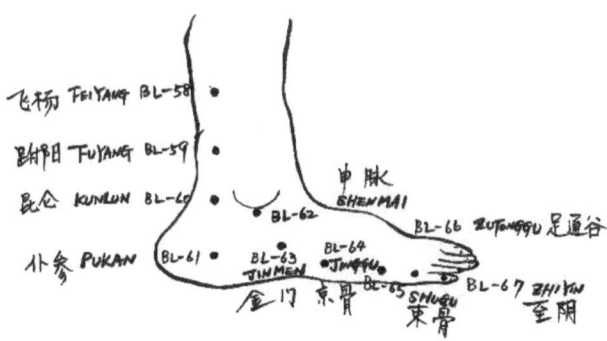

VIII. Nyremeridian i Fod-Shaoyin
足少阴肾经经穴

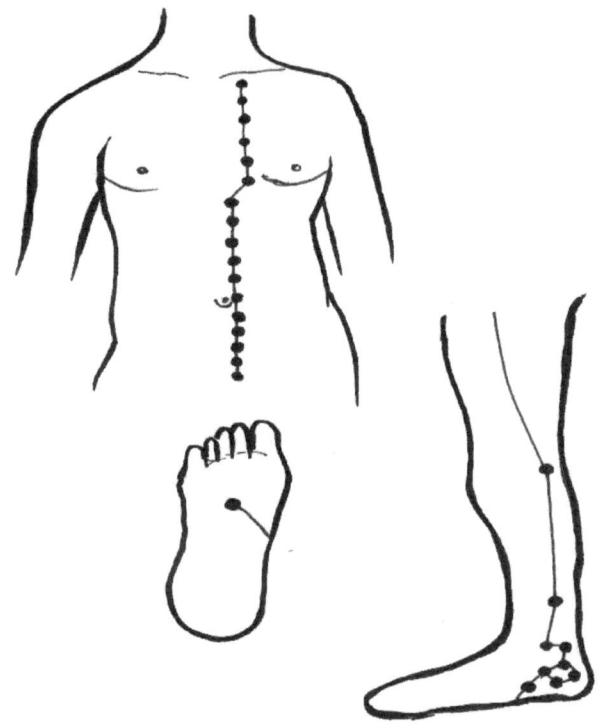

Starter i fodbuen og stiger op langs den mediale side af benet og til siden af midtlinjen af maven og brystet. Den indeholder 27 forskellige akupupunkter.

KI-1 (Yongquan 涌泉)

- **Jing-Well punkt.**

Indikationer

Depression, mani, hovedpine, slagtilfælde, ondt i halsen, tørhed i tungen, febersåler, svimmelhed, forstoppelse, stemmetab.

Placering
På sålen af foden ved forbindelsen mellem den forreste tredjedel og bagerste to tredjedele af sålen mellem anden og tredje metatarsal knogler.

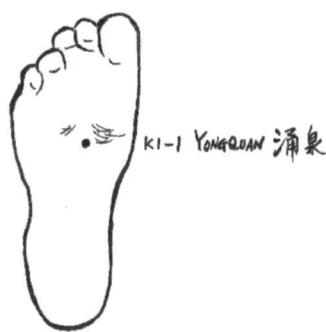

KI-2 (Rangu 然谷)

Indikationer
Hovedpine, svimmelhed, ondt i halsen, uregelmæssig menstruation, leukorré, ujævn vandladning, sædemission, smerter i dorsum af munden, hæmoptyse.

Placering
Foran og lavere end den mediale malleolus i fordybningen på den nedre kant af tuberositas naviculare knogler.

KI-3 (Taixi 太溪)

- **Yuan-source i nyremeridian.**

Indikationer

Tinnitus, døvhed, hovedpine, svimmelhed, ondt i halsen, tandpine, uregelmæssig menstruation, hoste, astma, sædemission, impotens, smerter i hælen, søvnløshed.

Placering

På den mediale malleolus i fordybningen mellem prominensen af den mediale malleolus og akillessenen.

KI-4 (Dazhong 大钟)

- **Luo-forbindelsespunkt i Nyremeridian.**

Indikationer

Astma, hoste, demens, dysuri, enurese, hyppig vandladning, smerter i hælen, smerter i lænden.

Placering

0,5 cun under og bagud for KI-3 (Taixi 太溪), på den forreste kant af den mediale side af senen calcaneus.

KI-5 (Shuiquan 水泉)

- **Xi-Cleft punkt i Nyremeridian.**

Indikationer

Uregelmæssig menstruation, dysmenoré, sløret syn, ujævn vandladning.

Placering

1 cun direkte under KI-3 (Taixi 太溪) i fordybningen på den mediale side af tuberositas i calcaneum.

KI-6 (Zhaohai 照海)

Indikationer

Depression, mani, uregelmæssig menstruation, dysmenoré, søvnløshed, ondt i halsen, forstoppelse, smerter og hævelse i malleolusleddet.

Placering

1 cun under prominensen af den mediale malleolus.

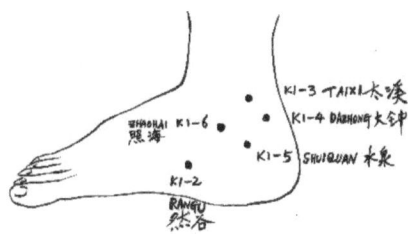

KI-7 (Fuliu 复瘤)

Indikationer

Ødem, mavesmerter og oppustet mave, maveknurren, diarré, spontan svedtendens, febersygdomme, slaphed i underekstremiteter.

Placering

På fodens mediale side 2 cun højere end KI-3 (Taixi 太溪) foran akillessenen.

KI-8 (Jiaoxin 交信)

Indikationer

Uregelmæssig menstruation, metrorragi, dysmenoré, forstoppelse, diarré, brok.

Placering

På den mediale side af underbenet, 2 cun over KI-3 (Taixi 太溪), 0,5 cun foran KI-7 (Fuliu 复瘤).

KI-9 (Zhubin 筑宾)

Indikationer

Depression, mani, brok, mavesmerter og oppustet mave.

Placering

På den mediale kant af underbenet, 5 cun højere end KI-3 (Taixi 太溪), på linjen, der forbinder KI-3 (Taixi 太溪) og KI-10 (Yingu 阴谷).

KI-10 (Yingu 阴谷)

- **He-Sea punkt i Nyremeridian.**

Indikationer

Brok, impotens, uregelmæssig menstruation, metrorragi, smerter i knæet, psykiske lidelser.

Placering

På den mediale ende af popliteale fold, når knæet er bøjet, er punktet i medialsiden af den tværgående popliteale fossa.

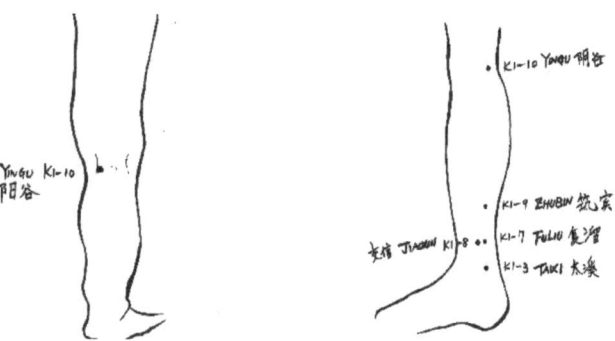

KI-11 (Henggu 横骨)

Indikationer

Smerter i underlivet, brok, impotens, enurese, sædemission, smerter ved kønsorganer.

Placering

På nedre del af maven, 5 cun under navle, 0,5 cun lateralt til den forreste midtlinje.

KI-12 (Dahe 大赫)

Indikationer

Smerter i underlivet, uregelmæssig menstruation, leukorré, smerter i de ydre kønsorganer, brok, sædemission, impotens.

Placering

På den nedre del af maven, 4 cun under navle, 0,5 cun lateralt til den forreste midtlinje.

KI-13 (Qixue 气穴)

Indikationer

Uregelmæssig menstruation, dysmenoré, dysuri, mavesmerter, diarré.

Placering

På den nedre del af maven, 3 cun under navle, 0,5 cun lateralt til den forreste midtlinje.

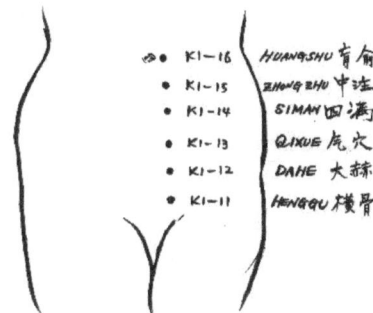

KI-14 (Siman 四满)

Mavesmerter og oppustet mave, diarré, uregelmæssig menstruation, dysmenoré, natlig emission. Indikationer.

Placering

På den nedre del af maven, 2 cun under navle, 0,5 cun lateralt til den forreste midtlinje.

KI-15 (Zhongzhu 中注)

Indikationer

Uregelmæssig menstruation, mavesmerter, forstoppelse.

Placering

På den nedre del af maven, 1 cun under navle, 0,5 cun lateralt til den forreste midtlinje.

KI-16 (Huangshu 肓俞)

Indikationer

Mavesmerter og oppustet mave, forstoppelse, diarré, opkastning.

Placering

På den midterste mave, 0,5 cun lateralt til midten af navle.

KI-17 (Shangqu 商曲)

Indikationer

Mavesmerter, forstoppelse, diarré.

Placering

På den øvre del af maven, 2 cun over navle, 0,5 cun lateralt til den forreste midtlinje.

KI-18 (Shiguan 石关)

Indikationer

Mavesmerter, opkastning, forstoppelse.

Placering

På den øvre del af maven, 3 cun over navle, 0,5 cun lateralt til den forreste midtlinje.

KI-19 (Yindu 阴都)

Indikationer

Mavesmerter, forstoppelse, maveknurren, epigastrisk smerte, opkastning.

Placering

På den øvre del af maven, 4 cun over navle, 0,5 cun i lateralt til den forreste midtlinje.

KI-20 (Futonggu 腹通谷)

Indikationer

Mavesmerter og oppustet mave, forstoppelse, opkastning, fordøjelsesbesvær.

Placering

På den øvre del af maven, 5 cun over umbilicus, 0,5 cun lateralt til den forreste midtlinje.

KI-21 (Youmen 幽门)

Indikationer

Mavesmerter og oppustet mave, opkastning, diarré, kvalme, morgenkvalme.

Placering

På den øvre del af maven 6 cun over umbilicus, 0,5 cun i lateralt til midtlinjen.

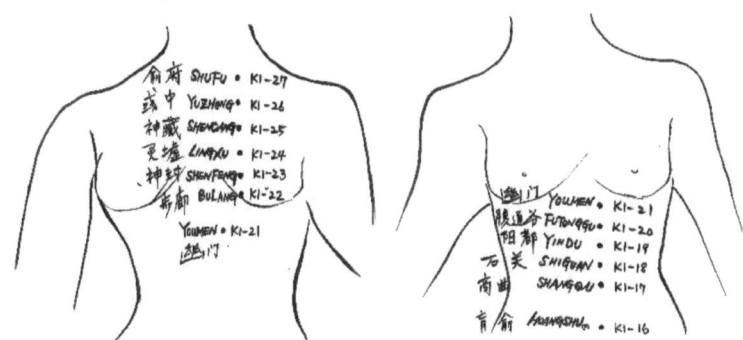

KI-22 (Bulang 步廊)

Indikationer

Hoste, astma, oppustet i brystet og hypokondriak, opkastning, anoreksi.

Placering

På brystet, i det femte intercostales rum, 2 cun i lateralt til midtlinjen.

KI-23 (Shenfeng 神封)

Indikationer

Hoste, astma, fylde i brystet og hypokondriak-regionen.

Placering

På brystet i det fjerde intercostales rum og 2 cun lateralt til den forreste midtlinje.

KI-24 (Lingxu 灵墟)

Indikationer

Hoste, astma, fylde i brystet og hypokondriak-regionen.

Placering

På brystet, i det tredje intercostales rum, og 2 cun lateralt til den forreste midtlinje.

KI-25 (Shencang 神藏)

Indikationer

Hoste, astma, fylde i brystet og hypokondriak-regionen.

Placering

På brystet, i det andet intercostales rum, og 2 cun lateralt til den forreste midtlinje.

KI-26 (Yuzhong 彧中)

Indikationer

Hoste, astma, fylde i brystet og hypochondriac-regionen, ophobning af slim.

Placering

På brystet i det første intercostales rum og 2 cun i lateralt til den forreste midtlinje.

KI-27 (Shufu 俞府)

Indikationer

Hoste, astma, opkastning i brystsmerter, anoreksi.

Placering

På brystet, under den nedre kant af nøglebenet, 2 cun lateralt til midtlinje.

IX. Hjertesækmeridian i Hånd-Yueyin
手蕨阴心包经经穴

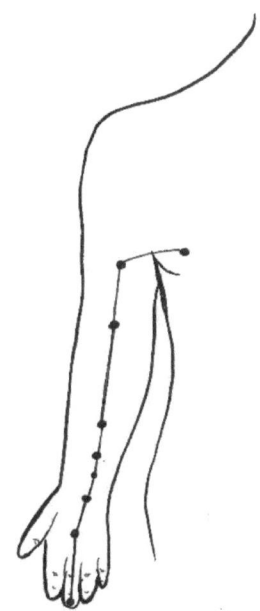

Stammer fra brystet, siden af brystvorten gennem armhulen og ned armen til spidsen af langfingeren. Den indeholder 9 forskellige akupunkter.

P-1 (Tianchi 天池)

Indikationer

Angina pectoris, dysfori, smerter i hypochondriac-regionen, mavepine, opkastning.

Placering

På brystet, i det fjerde interkostale rum, 1 cun lateralt til brystvorten og 5 cun lateralt til den forreste midtlinje.

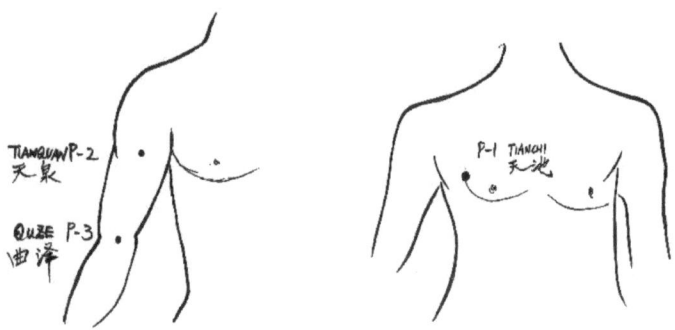

P-2 (Tianquan 天泉)

Indikationer

Oppustet af den hypokondriale region, hoste, smerter i brystet, hjertesmerter, ryg og armens mediale aspekt.

Placering

På den mediale side af armen, 2 cun under armhulefolden, mellem de to hoveder på biceps brachii.

P-3 (Quze 曲泽)

- **He-Sea punkt i Hjertesækmeridian.**

Indikationer

Angina pectoris, hjertebanken, mavesmerter, opkastning, krampende smerter i albuen og underarmen.

Placering

Ved midtpunkt for den tværgående cubitalis fold, i den ulnar side af senen til biceps brachii.

P-4 (Ximen 郄门

Indikationer

Angina pectoris, hjertebanken, hæmoptyse, brystsmerter, epistaxis, epilepsi.

Placering

På håndflade side af underarmen, 5 cun over den tværgående fold på håndleddet, på linjen, der forbinder P-3 (Quze 曲泽) og P-7 (Daling 大陵), mellem senerne på palmaris longus og flexor carpi radialis.

P-5 (Jianshi 间使)

Indikationer

Angina pectoris, hjertebanken, mavepine, opkastning, mani, malaria, epilepsi, sammentrækning af arm og albue.

Placering

På håndflade side af underarmen, 3 cun over den tværgående fold på håndleddet, på linjen, der forbinder P-3 (Quze 曲泽) og P-7 (Daling 大陵), mellem senerne på palmaris longus og flexor carpi radialis.

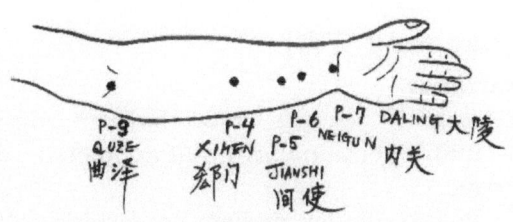

P-6 (Neiguan 内关)

- **Luo-forbindelsespunkt i Hjertesækmeridian.**

Indikationer

Angina pectoris, hjertebanken, mavesmerter, opkastning, kvalme, epilepsi, søvnløshed, psykiske lidelser, krampagtig smerte i albue og arm, migræne, febersygdom.

Placering

På håndflade side af underarmen, 2 cun over den tværgående fold på håndleddet, på linjen, der forbinder P-3 (Quze 曲泽) og P-7 (Daling 大陵), mellem senerne på palmaris longus og flexor carpi radialis.

P-7 (Daling 大陵)

- **Yuan-Source punkt i Hjertesæk meridian.**

Indikationer

Angina pectoris, hjertebanken, mavesmerter, mani, søvnløshed, smerter i den hypokondriale region, opkastning.

Placering

På håndflade side af underarmen, midtpunktet for den tværgående fold på håndleddet, mellem senerne i palmaris longus og flexor carpi radialis.

P-8 (Laogong 劳宫)

Indikationer

Angina pectoris, hjertebanken, opkastning, epilepsi, mani, koma på grund af apopleksi.

Placering

På håndfladen mellem den anden og tredje metacarpale knogler. Når hånden er knyttet, er lavet, er punktet under spidsen af langfingeren.

P-9 (Zhongchong 中冲)

Indikationer

- **Jing-Well punkt.**

  Angina pectoris, hjertebanken, apopleksi, solstød, stivhed og hævelse af tungen, febersygdom.

Placering

I midten af spidsen af langfingeren.

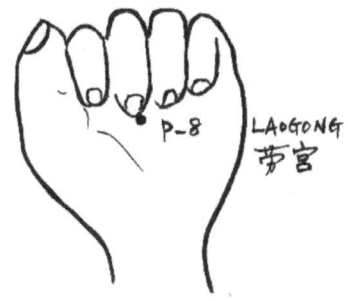

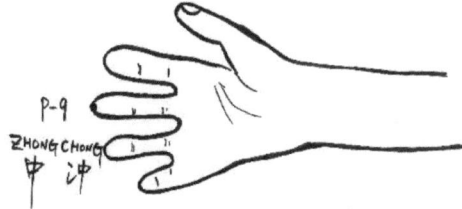

X. Sanjiaomeridian i Hånd-Shaoyang
手少阳三焦经经穴

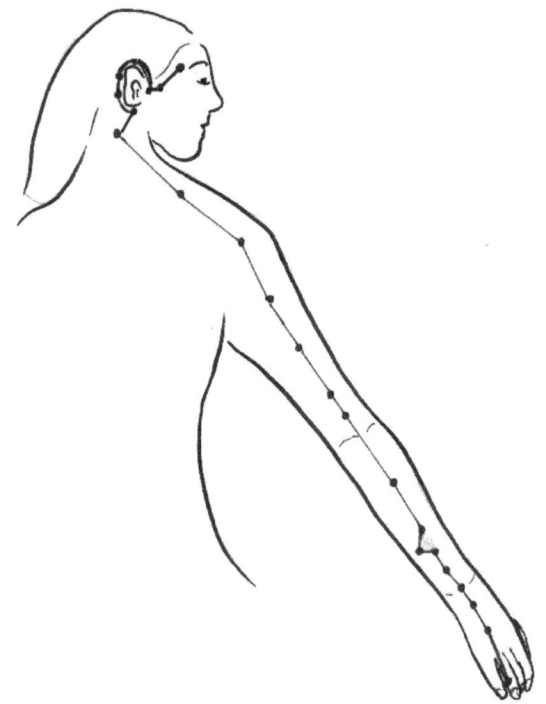

Stammer fra spidsen af ringfingeren, løber opad rygsektionen af underarmen til skulderområdet og stiger op til nakken til øret, derefter over panden, nedad til kinden til enden af øjenbrynet. Den indeholder 23 forskellige akupunkter.

SJ-1 (Guanchong 关冲)
- **Jing-Well punkt**

Indikationer

Apopleksi, hovedpine, tinnitus, døvhed, rødme i øjnene.

Placering

På ringfingerens ulnar side, 0,1 cun ved siden af neglens hjørne.

SJ-2 (Yemen 液门)

Indikationer

Hovedpine, rødme i øjnene, tinnitus, døvhed, ondt i halsen, følelsesløshed i fingrene.

Placering

Når den knyttede hånd klemmes, ligger den nærheden mellem ringfingeren og lillefinger.

SJ-3 (Zhongzhu 中诸)

Indikationer

Hovedpine, svimmelhed, tinnitus, døvhed rødme i øjnene, ondt i halsen, smerter i albue og arm, krampeløs smerte i fingrene.

Placering

På håndryggen mellem fjerde og femte metacarpale knogler, i fordybningen nær ved metacarpophalangeal led, 1 cun bagved ved SJ-2 (Yemen 液门).

SJ-4 (Yangchi 阳池)

- **Yuan-Source punkt i Sanjiaomeridian.**

Indikationer

Tinnitus, døvhed, ondt i halsen, smerter i armen og håndled, slaphed og Bi-syndrom i de øvre lemmer, diabetes.

Placering

På håndledets håndryg, i fordybningen mellem senerne i extensor digitorum communis og extensor digiti minimi.

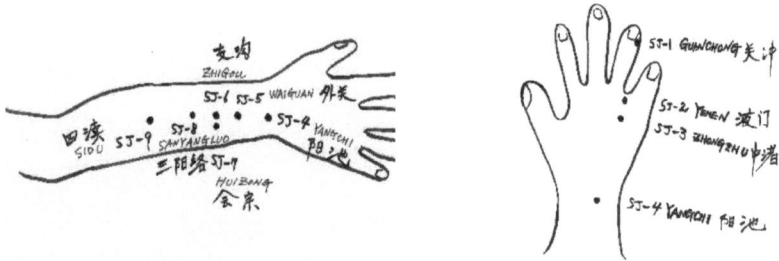

SJ-5 (Waiguan 外关)

- **Luo-forbindelsespunkt i Sanjiaomeridian.**

Indikationer

Døvhed, tinnitus, migræne, smerter i kinden, hovedpine, febersygdom, motorisk svækkelse i albue og arm.

Placering

På håndryggen af underarmen, på linjen, der forbinder SJ-4 (Yangchi 阳池) og olecranon, 2 cun proximalt til håndrygsfolden på håndleddet, mellem radius og ulna.

SJ-6 (Zhigou 支沟)

Indikationer

Tinnitus, døvhed, smerter i skulder og ryg, pludseligt tab af stemme, smerter i den hypokondriale region, forstoppelse, opkastning.

Placering

På håndryggen af underarmen, på linjen, der forbinder SJ-4 (Yangchi 阳池) og olecranon, 3 cun proximalt til håndrygsfolden på håndleddet, mellem radius og ulna.

SJ-7 (Huizong 会宗)

- **Xi-Cleft punkt i Sanjiaomeridian.**

Indikationer

Smerter i øret, døvhed, smerter i overbenene.

Placering

På håndryggen af underarmen, på samme niveau med SJ-6 (Zhigou 支沟), på den radiale kant af ulna.

SJ-8 (Sanyangluo 三阳络)

Indikationer

Døvhed, pludseligt tab af stemme, smerter i overbenene.

Placering

På håndryggen af underarmen, 4 cun over den tværgående fold, mellem ulna og radius.

SJ-9 (Sidu 四渎)

Indikationer

Døvhed, pludseligt tab af stemme, smerter i overbenene.

Placering

På håndryggen af underarmen, 7 cun proximalt til SJ-4 (Yangchi 阳池), i fordybningen mellem radius og ulna.

SJ-10 (Tianjing 天井)

- **He-Sea punkt i Sanjiaomeridian.**

Indikationer

Migræne, smerter i skulder og arm, epilepsi, hypokondriak smerte.

Placering

Med albuen bøjet, i fordybningen 1 cun proximalt til spidsen af olecranon.

SJ-11 (Qinglengyuan 请冷渊)

Indikationer

Migræne, smerter i skulder og arm.

Placering

Med albuen bøjet, 1 cun proximalt til SJ-10 (Tianjing 天井).

SJ-12 (Xiaoluo 消泺)

Indikationer

Hovedpine, motorisk svækkelse af armen. Stivhed i nakken.

Placering

På overarmen, på linjen der forbinder SJ-10 (Tianjing 天井) og SJ-14 (Jianliao 肩髎), 4 cun proximalt til SJ-10 (Tianjing 天井).

SJ-13 (Naohui 臑会)

Indikationer

Smerter i skulder og arm, struma.

Placering

På lateralsiden af overarmen, på linjen der forbinder spidsen af olecranon og SJ-14 (Jianliao 肩髎), 3 cun under SJ-14 (Jianliao 肩髎).

SJ-14 (Jianliao 肩髎)

Indikationer

Smerter og motorisk svækkelse af skulder og arm.

Placering

På skulderens bageste side, bagved SJ-14 (Jianliao 肩髎), er punktet i fordybningen under og bagved acromion, når armen abduceres (flyttes væk).

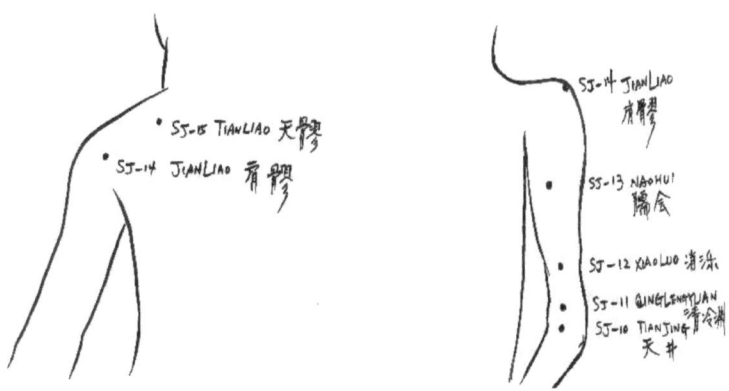

SJ-15 (Tianliao 天髎)

Indikationer

Smerter i skulder og albue, stivhed i nakken.

Placering

På scapula, mellem GB-21 (Jianjing 肩井) og SI-13 (Quyuan 曲垣), 1 cun under GB-21 (Jianjing 肩井).

SJ-16 (Tianyou 天牖)

Indikationer

Hovedpine, nakke, stivhed, sløret syn, pludselig døvhed.

Placering

På lateral siden af halsen, direkte under den bageste kant af mastoideus del af tindingebenet. På niveauet for underkæbe vinkel, på den bageste kant af den sternocleidomastoideus muskel, 1 cun under GB-12 (Wangu 完骨).

SJ-17 (Yifeng 翳风)

Indikationer

Tinnitus, døvhed, lammelse i ansigtet, tandpine, hikke.

Placering

Bag øreflippen, i fordybningen mellem den underkæbe og mastoideus process (prominens).

SJ-18 (Chimai 瘛脉)

Indikationer

Hovedpine, tinnitus, døvhed.

Placering

På hovedet, i fordybningen på mastoideus knogle, i krydset mellem den midterste tredjedel og nederste tredjedel af afstanden langs kurven for ørehelikonen fra SJ-17 (Yifeng 翳风) til SJ-20 (Jiaosun 角孙), og når man deler denne buede linje i tre lige store dele, og danner fire punkter.

SJ-19 (Luxi 颅息)

Indikationer

Hovedpine, tinnitus, døvhed, smerter i øret.

Placering

På hoved, ved krydset mellem den øverste og midterste tredjedel af kurven dannet af SJ-17 (Yifeng 翳风) og SJ-20 (Jiaosun 角孙) bag felix.

SJ-20 (Jiaosun 角孙)

Indikationer

Migræne, tinnitus, døvhed, grå stær, tandpine, hævelse af kinderne.

Placering

Direkte over øre apex indenfor hårlinjen.

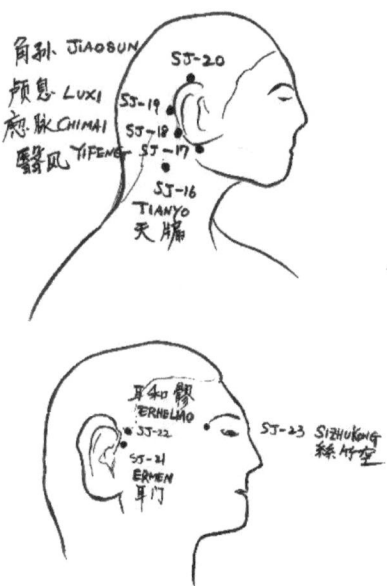

SJ-21 (Ermen 耳门)

Indikationer

Tinnitus, døvhed, tandpine, otorré, hævelse af kinderne.
Placering
I ansigtet, foran til det supratragic notch, med munden åben, er punktet i fordybningen over condyloid process af mandible.

SJ-22 (Erheliao 耳和髎)
Indikationer
Migræne, tinnitus, døvhed
Placering
På hovedets laterale side, er punktet krydspunktet mellem niveaulinjen fra den øverste kant af ørets rod fremad og bagerste kant af på hårlinje i tindingen.

SJ-23 (Sizhukong 丝竹空)
Indikationer
Hovedpine, svimmelhed, tandpine, sløret syn, epilepsi, hævelse af øjnene.
Placering
I fordybningen i den laterale ende af øjenbrynet.

XI. Galdeblæremeridian i Fod-Shaoyang
足少阳胆经经穴

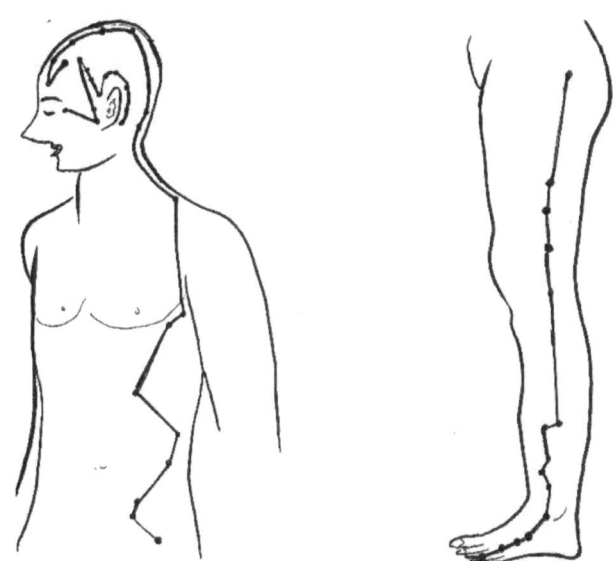

Stammer fra det ydre kanthus, stiger op til hjørnet af panden, frem og tilbage over kraniet og løber derefter ned over nakken over skulderen og zigzags frem og tilbage over brystet og maven. Derfra falder den langs det laterale aspekt af låret til knæet og når det forreste aspekt af extern malleolus og følger derefter til spidsen af fjerde tå. Den indeholder 44 forskellige akupunkter.

GB-1 (Tongziliao 瞳子髎)

Indikationer

Hovedpine, smerter og hævelse af øjne, grå stær, grønstær, hovedpine, epiphora.

Placering

0,5 cun lateralt til den ydre øjenkrog, i fordybningen lateralt til øjenhule.

GB-2 (Tinghui 听会)

Indikationer

Tinnitus, døvhed, tandpine, hovedpine, hævelse og smerter i kinderne.

Placering

På ansigtet, foran intretragus hak. Når munden åbnes, er punktet placeret i en fordybning, dukket op.

GB-3 (Shangguan 上关)

Indikationer

Tinnitus, døvhed, migræne, tandpine, afvigelse i mund og øje.

Placering

Foran øret, i en fordybning over den øverste kant af den zygomatiske bue.

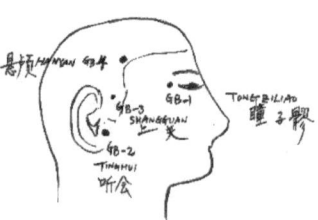

GB-4 (Hanyan 頷厌)

Indikationer

Migræne, tinnitus, svimmelhed, epilepsi, tandpine, smerter i den ydre øjenkrog.

Placering

I tindinge område inden for hårlinje i krydset mellem den øverste ¼ og nederste ¾ af den kurvede linje, der forbinder ST-8 (Touwei 头维) og GB-7 (Qubin 曲鬓).

GB-5 (Xuanlu 悬颅)

Indikationer

Migræne, rødme, hævelse og smerter i øjnene, tandpine.

Placering

I tindinge område inden for hårlinje midt på den kurvede linje, der forbinder ST-8 (Touwei 头维) og GB-7 (Qubin 曲鬓).

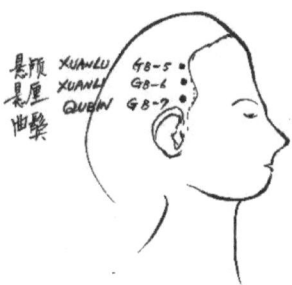

GB-6 (Xuanli 悬厘)

Indikationer

- Migræne, tinnitus, smerter i den ydre øjenkrog.

Placering

I tindinge område inden for hårlinje i krydset mellem den øverste ¾ og nederste ¼ af den.

GB-7 (Qubin 曲鬓)

Indikationer

Migræne, tandpine, hævelse af kinden, hovedpine.

Placering

I tindinge område indenfor hårlinje er en pegefingerbredde foran til SJ-20 (Jiaosun 角孙).

GB-8 (Shuaigu 率谷)

Indikationer

Migræne, svimmelhed, opkastning, infantil krampe.

Placering

På hovedet, 1,5 cun over hårlinje over SJ-20 (Jiaosun 角孙).

GB-9 (Tianchong 天冲)

Indikationer

Hovedpine, epilepsi, hævelse og smerter i tandkødet, kramper.

Placering

Direkte over øret i fordybningen 0,5 cun bag GB-8 (Shuaigu 率谷).

GB-10 (Fubai 浮白)

Indikationer

Hovedpine, tinnitus, døvhed.

Placering

Bageste og over mastoideus, tegne en kurvelinje af øre fra GB-9 (Tianchong 天冲) til GB-12 (Wangu 完骨) i krydset mellem den midterste tredje og øverste tredjedel af kurvelinjen.

GB-11 (Touqiaoyin 头窍阴)

Indikationer

Tinnitus, døvhed, smerter i ørerne, hoved og nakke.

Placering

Bagved og over mastoideus ved krydset mellem den midterste tredjedel og den nederste tredjedel af den kurvelinje, der forbinder GB-9 (Tianchong 天冲) og GB-12 (Wangu 完骨).

GB-12 (Wangu 完骨)

Indikationer

Hovedpine, stivhed og nakkesmerter, epilepsi, malaria, tandpine, søvnløshed, øjen- og mundafvigelse.

Placering

I fordybningen bagved og under mastoideus.

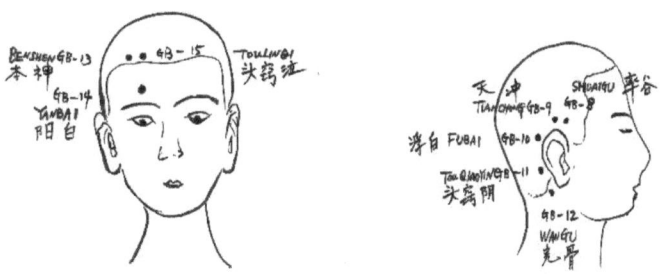

GB-13 (Benshen 本神)

Indikationer

Hovedpine, søvnløshed, svimmelhed, epilepsi.

Placering

På panden, 0,5 cun i indenfor foran hårlinje, 3 cun lateralt til DU-24 (Shenting 神庭).

GB-14 (Yangbai 阳白)

Indikationer

Smerter i øjnene, sløret syn, hovedpine i frontalområdet, træk i øjenlågene.

Placering

På panden, direkte over pupillen, 1 cun over midten af øjenbrynet.

GB-15 (Toulinqi 头临泣)

Indikationer

Hovedpine, svimmelhed, rhinoré, smerter i den ydre øjenkrog, nasal obstruktion, grå stær, tinnitus, døvhed, infantil krampe.

Placering

På panden, direkte over GB-14 (Yangbai 阳白), 0,5 cun indenfor den forreste hårlinje.

GB-16 (Muchuang 目窗)

Indikationer

Hovedpine, svimmelhed, røde og smertefulde øjne, nasal obstruktion.

Placering

1,5 cun indenfor den forreste hårlinje, 2,25 cun i lateralt til midtlinje af hovedet.

GB-17 (Zhengying 正营)

Indikationer

Migræne, svimmelhed.

Placering

2,5 cun indenfor den forreste hårlinje, 2,25 cun i lateralt til midtlinje af hovedet.

GB-18 (Chengling 承灵)

Indikationer

Hovedpine, svimmelhed, epilepsi, rhinoré.

Placering

4 cun indenfor den forreste hårlinje, 2,25 cun lateralt til midtlinje af hovedet.

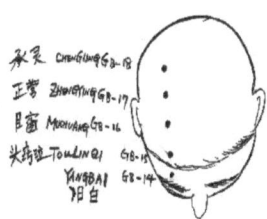 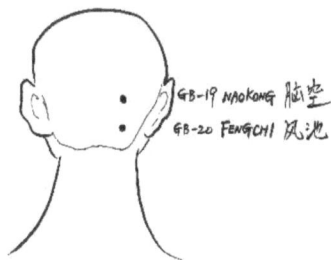

GB-19 (Naokong 脑空)

Indikationer

Hovedpine, stivhed, nakke, svimmelhed, tinnitus, epilepsi, smerter i øjnene.

Placering

På det occipitale område, 2,25 cun lateralt til hovedets midtlinje på, niveau med DU-17 (Naohu 脑户).

GB-20 (Fengchi 风池)

Indikationer

Hovedpine, svimmelhed, rødme, hævelse og øjensmerter, rhinoré, epistaxis, tinnitus, døvhed, glaukom, epilepsi, febersygdomme, forkølelse, nasal obstruktion.

Placering

Under occiput, på samme niveau som Du-16 (Fengfu 风府), i fordybningen mellem sternocleidomastoid og trapezius musklerne.

GB-21 (Jianjing 肩井)

Indikationer

Stivhed og smerter i nakke, skulder, lammelse af overben, scrofula, apopleksi.

Placering

På skulderen, direkte over brystvorten, midtvejs mellem DU-14 (Dazhui 大椎) og spidsen af acromion.

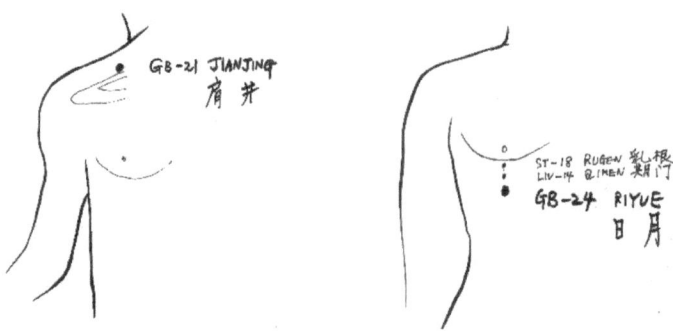

GB-22 (Yuanye 渊腋)

Indikationer

Smerter og lammelse af armen, oppustet bryst.

Placering

På brystkassens laterale side, på den axillary midtlinje, når armen hæves, 3 cun under axilla, i niveauet af brystvorten, i det fjerde interkostale rum.

GB-23 (Zhejin 辄筋)

Indikationer

Smerter i det hypokondriiske område, brystets fylde, smerter og lammelse af armen.

Placering

1 cun foran til GB-22 (Yuanye 渊腋), i niveauet af brystvorten, i det fjerde interkostale rum.

GB-24 (Riyue 日月)

- **Front-Mu punkt i galdeblæren.**

Indikationer

Gulsot, hypokondriak smerte, hikke, opkastning.

Placering

Direkte under brystvorten, i det syvende interkostale rum, 4 cun lateralt til midtlinjen.

GB-25 (Jingmen 京门)

- **Front-Mu punkt af Nyre.**

Indikationer

Oppustet mave, diarré, maveknurren, hypokondriak smerte, ødem, lumbago, dysuri.

Placering

På den nedre kant af den frie ende af det tolvte ribben.

GB-26 (Daimai 带脉)

Indikationer

Amenoré, uregelmæssig menstruation, leukoré, brok, mavesmerter, smerter i hypokondriac område.

placering

På lateral side af maven, direkte under LIV-13 (Zhangmen 章门), i niveauet af navle.

GB-27 (Wushu 五俞)

Indikationer

Smerter i underlivet, leukorré, brok, forstoppelse.

Placering

På lateral side af maven, foran spina iliaca superior, 3 cun under niveauet af navle, på niveau med REN- 4 (Guanyuan 关元).

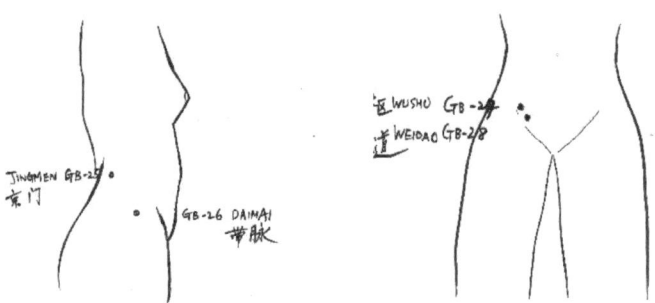

GB-28 (Weidao 维道)

Indikationer

Smerter i underlivet, leukorré, brok.

Placering

På lateral side af maven, 0,5 cun foran og under GB-27 (Wushu 五俞), på linjen parallel med lysken.

GB-29 (Juliao 居髎)

Indikationer

Brok, lumbago, muskelatrofi i underekstremiteterne.

Placering

På hoften, midt på linjen, der forbinder spina iliaca anterior superior og prominence af den store trochanter.

GB-30 (Huantiao 环跳)

Indikationer

Smerter i lændeområdet og låret, muskelatrofi i underbenene, urticaria.

Placering

På den postero-laterale side af hofteleddet, en tredjedel af afstanden mellem prominence af den store trochanter og sacrococcygeal hiatus.

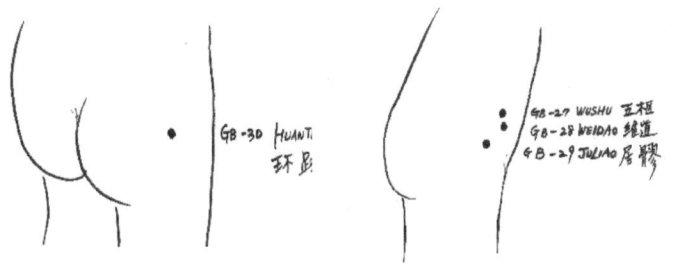

GB-31 (Fengshi 风市)

Indikationer

Lammelse af underbenene, generel kløe, beriberi.

Placering

På laterale midtlinje af låret, 7 cun højere end popliteal fold, når patienten står oprejst med armene frit hængende, er punktet spidsen af langfingeren.

GB-32 (Zhongdu 中读)

Indikationer

Hemiplegi, følelsesløshed og svaghed i underekstremiteterne, smerter og ømhed i lår og knæ.

Placering

På lateral side af låret, 2 cun under GB-31 (Fengshi 风市).

GB-33 (Xiyangguan 膝阳关)

Indikationer

Hævelse og smerter i knæet, følelsesløshed i benet.

Placering

På lateral side af knæet, 3 cun over GB-34 (Yanglingquan 阳 陵泉), i niveauet for den øvre kant af patellaen, i fordybningen over den ydre epikondyle af femur.

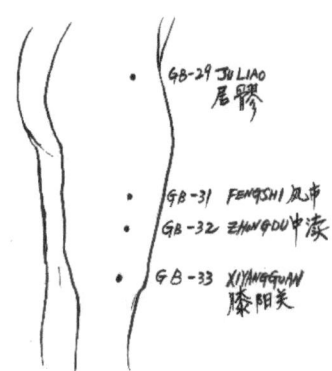

GB-34 (Yanglingquan 阳陵泉)

- **He-Sea punkt i Galdeblæremeridian.**

Indikationer

Hypokondriak smerte, bitter smag i munden, gulsot, opkastning, hemiplegi, hævelse og smerter i knæet, følelsesløshed i underekstremiteterne.

Placering

På den laterale side af underbenet, i fordybningen forreste og underordnede hoved af fibulaen.

GB-35 (Yangjiao 阳交)

Indikationer

Distension og fylde i brystet og hypokondrierne, muskelatrofi og lammelse af benet, mani, depression.

Placering

På den laterale side af underbenet, 7 cun over prominence af lateral malleolus, på fiblaens bagerste kant.

GB-36 (Waiqiu 外丘)

- **Xi-Cleft punkt i Galdeblæremeridian.**

Indikationer

Fylde og udspiling i brystet, smerter i hypochondriac-regionen, manisk, depression.

Placering

På det laterale aspekt af underbenet, 7 cun højere end prominence af lateral malleolus, på den forreste kant af fibula.

GB-37 (Guangming 光明)

- **Luo-forbindelsespunkt i Galdeblæremeridian.**

Indikationer

Sløret syn, øjensmerter, natteblindhed, udvidende smerter i brystet, muskelatrofi, motorisk svækkelse og smerter i underekstremiteterne.

Placering

På den laterale side af underbenet, 5 cun højere end prominence af den laterale malleolus, på den forreste kant af fibula.

GB-38 (Yangfu 阳辅)

Indikationer

Migræne, smerter i den ydre øjenkrog, smerter i aksillærområdet, udvidende smerter i brystet og hypokondriac område.

Placering

På den laterale side af underbenet, 4 cun højere end prominensen af lateral malleolus, på den forreste kant af fibula.

GB-39 (Xuanzhong 悬钟)

Indikationer

Stivhed i nakken, smerter i brystet og hypokondrier, ondt i halsen, beriberi, hæmorroider, muskelatrofi i underekstremiteterne.

Placering

På den laterale side af underbenet, 3 cun højere end prominence af laterale malleolus, på den forreste kant af fibula.

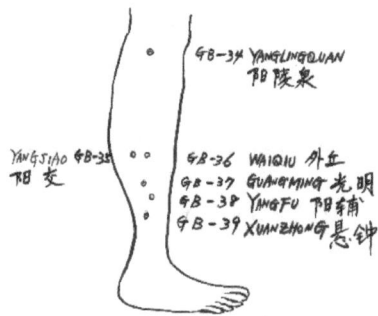

GB-40 (Qiuxu 丘墟)

- **Yuan-Source punkt i Galdeblæremeridian.**

Indikationer

Smerter i hypokondriak-regionen, opkastning af syreopkast, muskelatrofi i underekstremiteterne, malaria, hævelse og smerter i den ydre malleolus.

Placering

Ved ankelleddet, foran og under den laterale malleolus.

GB-41 (Zulinqi 足临泣)

Indikationer

Hypochondriac smerter, følelsesløshed i tæerne, smerter i fod dorsum, følelsesløshed i tæerne, uregelmæssig menstruation, smerter og hævelse i øjnene.

Placering

På lateral siden af fodens fodryggen, fjerde og femte metatarsus knogler i en fordybning, der er lateral til senen i extensor digitiform longus i den femte tå.

GB-42 (Diwuhui 地五会)

Indikationer

Smerter i øjenkrog, tinnitus, hævelse og smerter i fodryggen, udvidende brystsmerter.

Placering

Mellem fjerde og femte metatarsus knogler på den mediale side af senen til m.extensor digitorum longus.

GB-43 (Xiaxi 侠溪)

Indikationer

Hovedpine, svimmelhed, tinnitus, døvhed, hævelse og smerter i øjnene, smerter i hypokondrierne, udvidende smerter i brystet, febersygdomme.

Placering

Mellem fjerde og femte tæer, 0,5 cun proximalt til margen til folden.

GB-44 (Zuqiaoyin 足窍阴)

- **Jing-Well punkt.**

Indikationer

Hovedpine, rødme, hævelse og smerter i øjnene, migræne, døvhed, tinnitus, febersygdomme, søvnløshed, hypochondriac smerte apopleksi, ondt i halsen.

Placering

På lateral side af fjerde tå, 0,1 cun fra hjørnet af neglen.

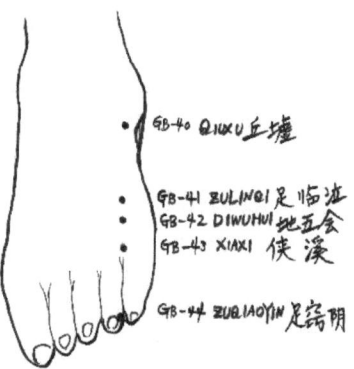

XII.   Livermeridian i Fod-Jueyin

足厥阴肝经经穴

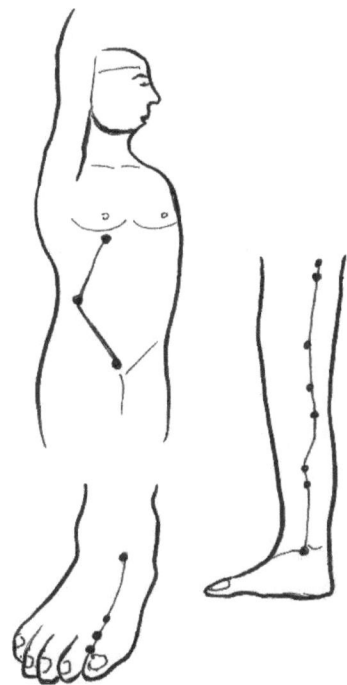

Stammer fra fodryggen område af den store tå og løber derefter opad langs foden, benet til lysken og løber derefter opad omkring maven op til lige under brystvorten. Den indeholder 14 forskellige akupunkter.

LIV-1 (Dadun 大敦)

- **Jing-Well point**

Indikationer

Apopleksi, epilepsi, brok, koma, uregelmæssig menstruation, metrorragi, metrostaxis, sammentrækning af kønsorganer.

Placering

På lateralsiden af ryggen af den store tå, dorsum, 0,1 cun ved siden af neglens hjørne.

LIV-2 (Xingjian 行间)

Indikationer

Oppustet mave, hovedpine, svimmelhed, rødme og hævelse af øjensmerter, glaukom, brok, gulsot, uregelmæssig menstruation, metorrorragi, metrostaxis, epilepsi, søvnløshed, smerter og hævelse i fodryggen af fod, følelsesløshed i tæerne.

Placering

På lateral side af fodryggen, mellem første og anden tå, 0,5 cun proximalt til huden mellem tæerne fold.

LIV-3 (Taichong 太冲)

- **Yuan-Source i Levermeridian.**

Indikationer

Hovedpine, svimmelhed, svimmelhed, smerte og hævelse i øjnene, glaukom, nærsynethed, lammelse i ansigtet, brok, opkastning, smerter i hypokondriaområdet, epilepsi, apopleksi, slaphed i underekstremiteter, svær lumbago, infantil krampe.

Placering

På fodryggen, i fordybningen distalt til krydset, mellem den første og anden metatarsus knogler.

LIV-4 (Zhongfeng 中封)

Indikationer

Brok, retention af urin, metorrorragi, metrostaxis, uregelmæssig menstruation, gulsot.

Placering

På ankel, foran den mediale malleolus, i fordybningen på den mediale side af senen til m.tibialis anterior.

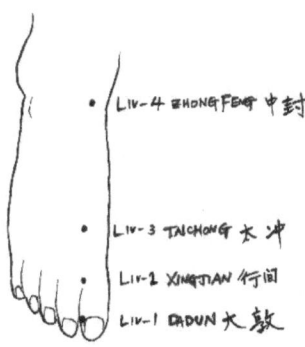

LIV-5 (Ligou 蠡溝)

- **Luo-forbindelsespunkt i Levermeridian.**

Indikationer

Uregelmæssig menstruation, leukorré, kløe i kløe, ujævn vandladning, brok, smerter i underlivet.

Placering

5 cun over prominensen af den mediale malleolus midt i det mediale aspekt af skinnebenet.

LIV-6 (Zhongdu 中都)

- **Xi-Cleft i Levermeridian.**

Indikationer

Mavesmerter, hypokondriak, diarré, brok, metorrorragi, metrostaxis.

Placering

7 cun over prominensen af den mediale malleolus på midtlinjen af det mediale aspekt af skinnebenet.

LIV-7 (Xiguan 膝关)

Indikationer

Smerter og hævelse i knæet.

Placering

Bagved og under den mediale epikondyle af skinnebenet, 1 cun bag SP-9 (Yinlingquan 阴陵泉).

LIV-8 (Ququan 曲泉)

- **He-Sea punkt i levermeridian.**

Indikationer

Uregelmæssig menstruation, dysmenoré, leukoré, kløe, smerter og hævelse i knæet.

Placering

Når knæet er bøjet, i fordybningen over den mediale ende af den tværgående fold i knæled.

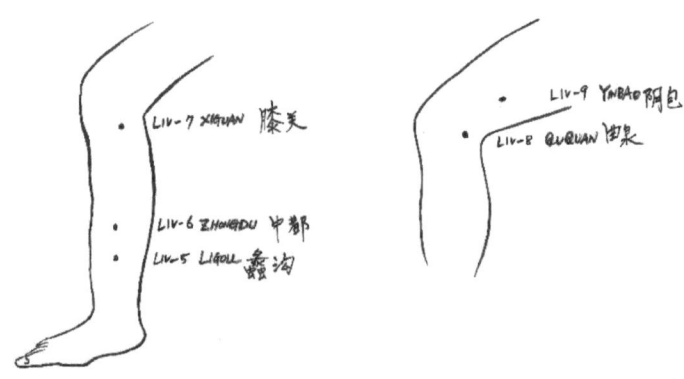

LIV-9 (Yinbao 阴包)

Indikationer

Smerter i underlivet, enurese, smerter i lumbosakralområdet, uregelmæssig menstruation, urinretention.

Placering

På den mediale side af låret, direkte over den mediale epikondyle af lårbenet, 4 cun over LIV-8 (Ququan 曲泉).

LIV-10 (Zuwuli 足五里)

Indikationer

Oppustet i underliv, urinretention.

Placering

3 cun direkte under ST-30 (Qichong 气冲), i den proksimale ende af låret, under skambenet og på den latale kant af m.adductor longus.

LIV-11 (Yinlian 阴廉)

Indikationer

Uregelmæssig menstruation, leukorré, smerter i underlivet, smerter i lår og ben.

Placering

2 cun direkte under ST-30 (Qichong 气冲), i den proksimale ende af låret, under skambenet og på den latale kant af m.adduktor longus.

LIV-12 (Jimai 急脉)

Indikationer

Smerter i underlivet, brok, smerter i de ydre kønsorganer.

Placering

2,5 cun lateralt til midten af den nedre kant af pubic symphysis, 1 cun under Ren-2 (Qugu 曲骨).

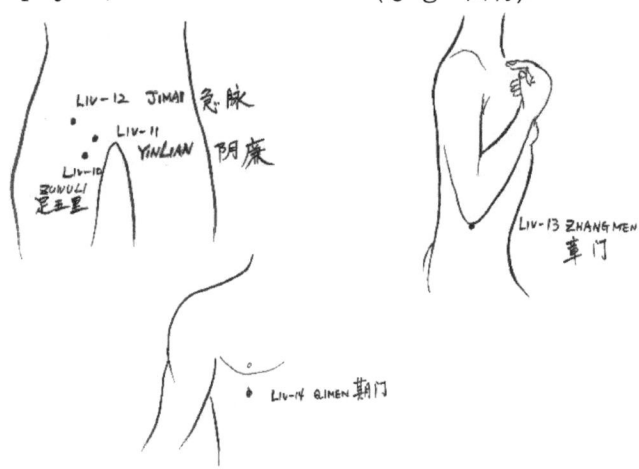

LIV-13 (Zhangmen 章门)

Indikationer

Mavesmerter og oppustet mave, maveknurren, diarré, opkastning, hypochondriac smerter.

Placering

På lateral side af maven, når patienten bøjer albuen, og berører spidsen af albuen til det hypokondriske område, spidsen af albuen.

LIV-14 (Qimen 期门)

- **Front-Mu punkt i Levermeridian.**

Indikationer

Hypochondriac smerter, oppustet mave, opkastning, hikke, syreopkast, brystabsces, depression.

Placering

Direkte under brystvorten, i det sjette interkostale rum, 4 cun lateralt til midtlinjen.

XIII. Du meridian punkt 督脉经穴

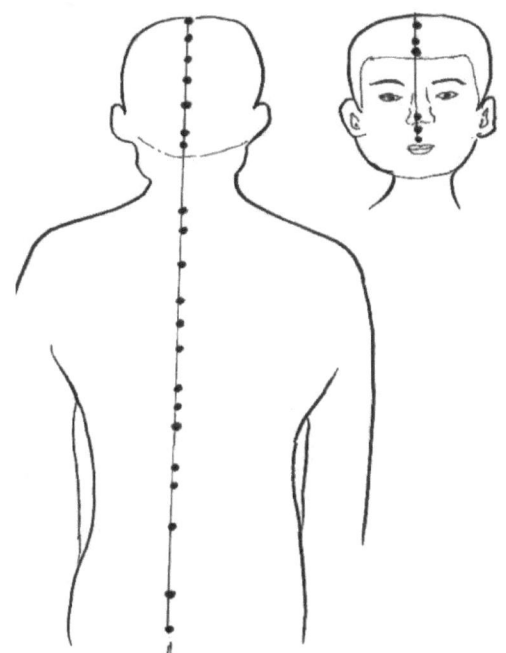

Stammer fra nedre del af maven og kommer ud fra perineum og løber lige op i rygsøjlen til nakken, over kraniet til over læben. Den indeholder 28 forskellige akupunkter.

DU-1 (Changqiang 长强)

- **Luo-forbindelsespunkt i Du meridian.**

Indikationer

Forstoppelse, hæmorroider, prolaps af endetarmen, diarré, hæmatochezia, mani, depression, epilepsi, smerter i lænden.

Placering

Ved midtpunktet mellem spidsen af coccyx og anus.

DU-2 (Yaoshu 腰俞)

Indikationer

Stivhed og smerter i nedre ryg, uregelmæssig menstruation, hæmorroider, epilepsi, muskelatrofi i underekstremiteterne.

Placering

På sacrum, på midtlinjen, ved sacro-coccygeal hiatus.

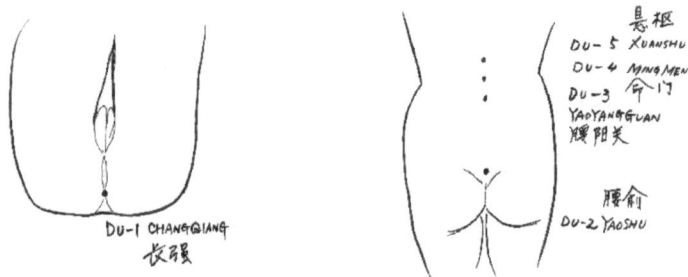

DU-3 (Yaoyangguan 腰阳关)

Indikationer

Uregelmæssig menstruation, impotens, sædemission, muskelatrofi i underekstremiteterne.

Placering

På nedre del af ryggen, i fordybningen under torntappen i den fjerde lændehvirvel.

DU-4 (Mingmen 命门)

Indikationer

Stivhed i ryggen, lumbago, leukorré, impotens, sædemission, diarré.

Placering

På nedre del af ryggen, i fordybningen under torntappen i den anden lændehvirvel.

DU-5 (Xuanshu 悬俞)

Indikationer

Smerter og stivhed i lænden, diarré, fordøjelsesbesvær.

Placering

På nedre del af ryggen, i fordybningen under torntappen i den første lændehvirvel.

DU-6 (Jizhong 脊中)

Indikationer

Epilepsi, diarré, gulsot, hæmorroider, stivhed og smerter i ryggen, smerter i den epigastriske region.

Placering

På ryggen, i fordybningen under torntappen i den ellevte thoracicae vertebrae.

DU-7 (Zhongshu 中俞)

Indikationer

Smerter i det epigastriske område, lændesmerter, stivhed i ryggen.

Placering

På ryggen, i fordybningen under torntappen i den tiende thoracicae vertebrae.

DU-8 (Jinsuo 筋缩)

Indikationer

Mavesmerter, gulsot, stivhed i ryggen, depression, mani.

Placering

På ryggen, i fordybningen under torntappen i den niende thoracicae vertebrae.

DU-9 (Zhiyang 至阳)

Indikationer

Smerter i bryst og ryg, gulsot, hoste, astma.

Placering

På ryggen, i fordybningen under torntappen i den syvende thoracicae vertebrae.

DU10 (Lingtai 灵台)

Indikationer

Hoste, astma, stivhed i ryggen og carbunkel.

Placering

På ryggen, i fordybningen under torntappen i den sjette thoracicae vertebrae.

DU-11 (Shendao 神道)

Indikationer

Stivhed og smerter i ryggen, hoste, astma, angina pectoris, hjertebanken, søvnløshed.

Placering

På ryggen, i fordybningen under torntappen i den femte thoracicae vertebrae.

DU-12 (Shenzhu 身柱)

Indikationer

Hoste, astma, epilepsi, stivhed og smerter i ryggen.

Placering

På ryggen, i fordybningen under torntappen i den tredje thoracicae vertebrae.

DU-13 (Taodao 陶道)

Indikationer

Hoste, astma, epilepsi, mani, febersygdomme, hovedpine, malaria, karbunkel.

Placering

På ryggen, i fordybningen under torntappen i den første thoracicae vertebrae.

DU-14 (Dazhui 大椎)

- " Sea of Qi " punkt.
- Mødepunkt af Du meridian med Seks Yang meridian.

Indikationer

Malaria, febersygdomme, forkølelse, eftermiddagsfeber, hoste, astma, epilepsi, stivhed i nakken.

Placering

På niveau med skulderen i fordybningen under torntappen i den syvende cervicales vertebrae.

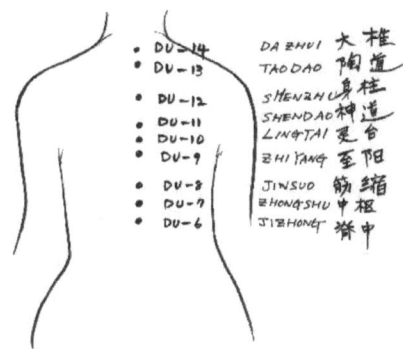

DU-15 (Yamen 哑门)

Indikationer

Epilepsi, mental lidelse, hovedpine, stiv nakke, pludseligt tab af stemme, stivhed i tungen og afasi på grund af apopleksi.

Placering

På nakken, 0,5 cun over midterste del af den bageste hårlinje, under den første cervicales vertebrae.

DU-16 (Fengfu 风府)

- **"Sea of Marrow" punkt.**

Indikationer

Epilepsi, hovedpine, svimmelhed, stiv nakke, hemiplegi, manglende evne til at tale efter apopleksi, ondt i halsen.

Placering

På halsen, 1 cun over midten af den bageste hårlinje, under den ydre occipitalis protuberantia.

DU-17 (Naohu 脑户)

Indikationer

Hovedpine, svimmelhed, stemmetab, mani, depression, stivhed i nakken.

Placering

På hovedet, 2,5 cun over midtpunktet del af den bageste hårlinje, 1,5 cun over DU-16 (Fengfu 风府), i fordybningen over ydre occipitalis protuberantia.

DU-18 (Qiangjian 强间)

Indikationer

Hovedpine, svimmelhed, epilepsi, stiv nakke, søvnløshed, mani.

Placering

På hovedet, 4 cun over midtpunktet for den bageste hårlinje, 1,5 cun over DU-17 (Naohu 脑户).

DU-19 (Houding 后顶)

Indikationer

Hovedpine, svimmelhed, stivhed i nakken, epilepsi, depression, mani.

Placering

På hovedet, 5,5 cun over midterste del af den bageste hårlinje, 1,5 cun over DU-18 (Qiangjian 强间).

DU-20 (Baihui 白会)

"Sea of Marrow" punkt.

Indikationer

Hovedpine, svimmelhed, slagtilfælde, psykiske lidelser, søvnløshed, prolaps af endetarmen, nasal obstruktion, tinnitus.

Placering

På midtlinje af hovedet, 5 cun over midtpunktet på den forreste hårlinje, ved midtpunktet af linjen, der forbinder spidserne af begge ører.

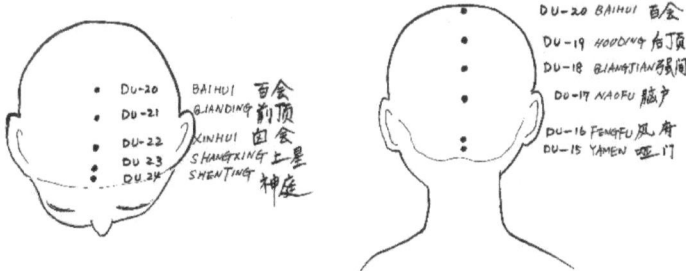

DU-21 (Qianding 前顶)

Indikationer

Hovedpine, svimmelhed, rhinoré, sløret syn, epilepsi.

Placering

På hovedet 3,5 cun over midtpunktet for den forreste hårlinje, 1,5 cun foran til DU-20 (Baihui 白会).

DU-22 (Xinhui 囟会)

Indikationer

Hovedpine, sløret syn, rhinoré, epistaxis.

Placering

På hovedet, 2 cun over midtpunktet for den forreste hårlinje, 3 cun foran til DU-20 (Baihui 白会).

DU-23 (Shangxing 上星)

Indikationer

Hovedpine, svimmelhed, rhinoré, epilepsi, epistaxis, øjensmerter.

Placering

På hovedet, 1 cun over midtpunktet på den forreste hårlinje.

DU-24 (Shenting 神庭)

Indikationer

Hovedpine, svimmelhed, søvnløshed, epistaxis, grå stær, hjertebanken, søvnløshed, rhinoré, psykiske lidelser.

Placering

Øverst på hovedet, 0,5 cun over midtpunktet på den forreste hårlinje.

DU-25 (Suliao 素髎)

Indikationer

Tab af bevidsthed, rhinoré, epistaxis, nasal obstruktion.

Placering

I ansigtet, på spidsen af næsen.

DU-26 (Shuigou 水沟)

Indikationer

Epilepsi, apopleksi, bevidstløshed, psykiske lidelser, infantil krampe, nasal obstruktion, stiv nakke, infantil enurese.

Placering

Over overlæben på midtlinjen ved krydset mellem den øverste tredjedel og den midterste tredjedel af philtrum.

DU-27 (Duiduan 兑端)

Indikationer

Lipstivhed, hævelse og smerter i gummerne, psykiske lidelser.

Placering

I krydset mellem den nedre ende af philtrum og overlæben.

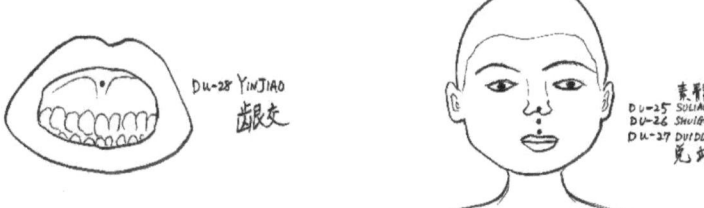

DU-28 (Yinjiao 龈交)

Indikationer

Hævelse og smerter i gummerne, psykiske lidelser, rhinoré.

Placering

Inde i overlæben ved krydset mellem labial frenum og øvre tandkød.

XIV. Ren meridian punkt 任脉经穴

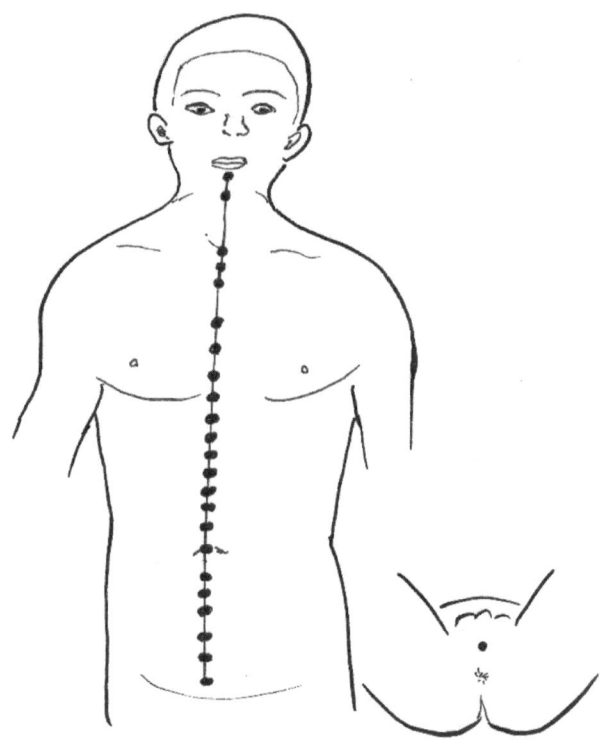

Starter over midten af pubes område og stiger lige op i midten af kroppen til under underlæben. Den indeholder 24 forskellige akupunkter.

REN-1 (Huiyin 会阴)
Indikationer

Hæmorroider, natlig emission, enurese (ufrivillig vandladning), uregelmæssig menstruation, vaginitis, psykiske lidelser.

Placering

På perineum, mellem anus og rod af scrotum hos mænd og mellem anus og bageste commissure af labia hos kvinder.

REN-2 (Qugu 曲骨)

Indikationer

Uregelmæssig menstruation, dysmenoré, leukoré, enurese, ujævn vandladning, impotens, sædemission.

Placering

På nedre del af maven, på den forreste midtlinje, midtpunktet for den øvre kant af skambens-symfysen.

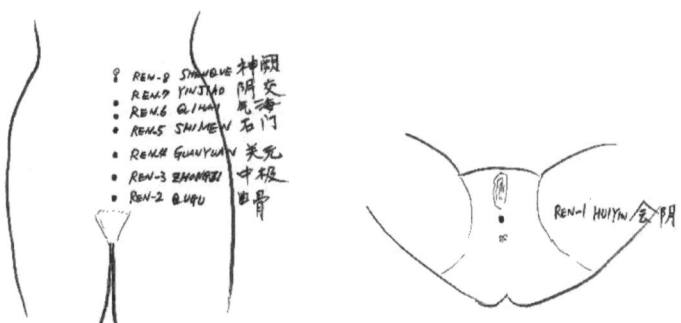

REN-3 (Zhongji 中极)

- **Front-Mu punkt i Blæren.**

Indikationer

Uregelmæssig menstruation, metrorragi, dysmenoré, brok, enurese, nedsunken af livmoder, impotens, sædemission, smerter i underlivet.

Placering

På den nedre del af maven, 4 cun under navle.

REN-4 (Guanyuan 关元)

- **Front-Mu punkt af Tyndtarmen.**

Indikationer

Uregelmæssig menstruation, diarré, leukorré, hyppig vandladning, sædemission, brok, impotens, blødning, mavesmerter, afmagring.

Placering

På den nedre del af maven, 3 cun under navle.

REN-5 (Shimen 石门)

- **Front-Mu punkt af Sanjiao.**

Indikationer

Mavesmerter, ødem, diarré, ødem, leukorré, amenoré, ujævn vandladning, brok, metrorragi.

Placering

På den nedre del af maven, 2 cun under navle.

REN-6 (Qihai 气海)

- **" Sea of Qi".**

Indikationer

Mavesmerter, diarré, forstoppelse, brok, enurese, uregelmæssig menstruation, amenoré, dysmenoré, apopleksi, astma, natlig emission, impotens, ødem.

Placering

På nedre del af maven, 1,5 cun under navle.

REN-7 (Yinjiao 阴交)

Indikationer

Mavesmerter og oppustet mave, ødem, brok, uregelmæssig menstruation.

Placering

På den nedre del af maven, 1 cun under navle.

REN-8 (Shenque 神阙)

Indikationer

Mavesmerter, diarré, ødem, endetarms prolaps.

Placering

I midten af navle.

REN-9 (Shuifen 水分)

Indikationer

Mavesmerter, opkastning, opkastning, ødem, enurese, anuria.

Placering

I øvre del af maven, 1 cun over navle.

REN-10 (Xiawan 下脘)

Indikationer

Mavesmerter og oppustet mave, opkastning, maveknurren, fordøjelsesbesvær.

Placering

På den øvre del af maven, 2 cun over navle.

REN-11 (Jianli 建里)

Indikationer

Oppustet mave, maveknurren, ødem, dårlig appetit.

Placering

På den øvre del af maven, 3 cun over navle.

REN-12 (Zhongwan 中脘)

- **Front-Mu punkt på maven.**

Indikationer

Oppustet mave, mavesmerter, maveknurren, hikke, opkastning, syreopkast, ødem, anoreksi, diarré, søvnløshed, astma.

Placering

På den øvre del af maven, 4 cun over navle.

REN-13 (Shangwan 上脘)

Indikationer

Mavesmerter, opkastning, oppustet mave, epilepsi.

Placering

På den øvre del af maven, 5 cun over navle.

REN-14 (Juqueju 巨阙)

- **Front-Mu punkt i hjertet.**

Indikationer

smerter i brystet og hjerteområdet, opkastning, hikke, epilepsi, hjertebanken, psykiske lidelser.

Placering

På den øver del af maven, 6 cun over navle.

REN-15 (Jiuwei 鸠尾)

- **Luo-forbindelsespunkt for "Conception" meridian.**

Indikationer

Smerter i hjerteområdet, hjertebanken, dysfori, depression, mani, gulsot, diarré, epilepsi.

Placering

På øvre del af maven, 7 cun over navle, 1 cun under sternocostales vinkel.

REN-16 (Zhongting 中庭)

Indikationer

Fuld og oppustet i brystet, hikke, kvalme, anoreksi.

Placering

På brystet, på midten af sternocostales vinkel.

REN-17(Shanzhong 膻中)

- **Front Mu-punkt på Hjertesæk.**

Indikationer

Hoste, astma, brystsmerter, hjertebanken, angina pectoris, dysfori, søvnløshed, bryst byld, laktationsmangel.

Placering

På niveauet for det fjerde intercostale rum, midtpunkt på linjen, der forbinder begge brystvorter.

REN-18 (Yutang 玉堂)

Indikationer

Hoste, astma, brystsmerter, opkastning.

Placering

På midtlinjen af brystet, på niveau med det tredje intercostale rum.

REN-19 (Zigong 紫宫)

Indikationer

Smerter i brystet, astma, hoste.

Placering

På midtlinje af brystet, på niveau med det andet intercostale rum.

REN-20 (Huagai 华盖)

Indikationer

Astma, hoste, smerter i brystet og interkostalområdet.

Placering

På midten af brystet, på niveau med det første intercostale rum.

REN-21 (Xuanji 璇玑)

Indikationer

Hoste astma, brystsmerter, ondt i halsen.

Placering

På brystet, i midten af den sternum handle (manubrium), 1 cun bagved med REN-22 (Tiantu 天突).

REN-22 (Tiantu 天突)

Indikationer

Hoste, astma, brystsmerter, ondt i halsen, tør hals, hikke, stemmetab, struma, dysfagi.

Placering

På halsen, i midten af den fossa jugularis sternalis (suprasternal fossa).

REN-23 (Lianquan 廉泉)

Indikationer

Afasi på grund af stiv tunge, hæshed i stemmen, synkebesvær, sublingual hævelse og smerte.

Placeing

På halsen, på den forreste midtlinje, i fordybningen over tungebenet.

REN-24 (Chengjiang 承浆)

Indikationer

Hævelse og smerter i gummerne, afvigelse i øjne og mund, ansigt hævelse, epilepsi, psykiske lidelser.

Placering

I ansigtet, i fordybningen midt i den mentolabiale rille.

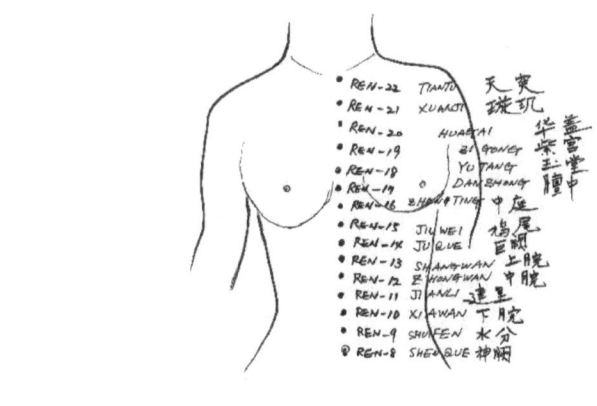

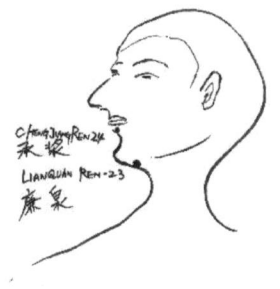

4. Placering af de ekstraordinære punkter
常用经外奇穴定位

(1). Hoved- og Halspunkter   头颈部穴
EX-HN1 Sishencong 四神聪
Indikationer
Hovedpine,   svimmelhed,   søvnløshed,   dårlig hukommelse, epilepsi.
Placering
Fire punkter på hoved 1 cun henholdsvis, anterior og lateralt til DU-20 (Baihui 白会).

EX-HN2 Dangyang 当阳
Indikationer
Frontal hovedpine, søvnløshed, dårlig hukommelse.
Placering
I den forreste del af hovedet, direkte over pupillen, 0,5 cun over GB-15 (Toulinqi 头临泣).

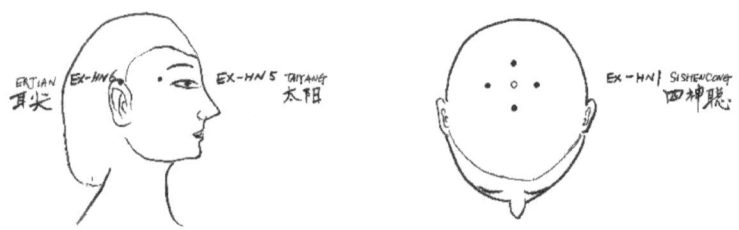

EX-HN3 Yintang 印堂
Indikationer
Frontal hovedpine, rhinoré, infantil krampe.

Placering

På panden, midtpunktet mellem de to øjenbryn.

EX-HN4 Yuyao 鱼腰

Indikationer

Hovedpine, rhinoré, frontal hovedpine, søvnløshed, infantil krampe.

Placering

På panden, direkte over øjet, i midten af øjenbrynet.

EX-HN5 Taiyang 太阳

Indikationer

Hovedpine, hævelse og smerter i øjet.

Placering

I tindingedelen af hovedet, i fordybningen 1 cun bag midtpunktet mellem øjenbrynets laterale ende og den ydre øjenkrog.

EX-HN6 Erjian 耳尖

Indikationer

Hævelse, rødme og smerter i øjnene, febersygdom.

Placering

Når øret er foldet frem, er punktet placeret ved ørets apex.

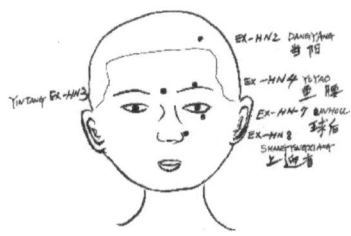

EX-HN7 Qiuhou 球后

Indikationer

Øjensygdomme.

Placering

På ansigtet, ved krydset mellem den laterale fjerdedel og mediale tre fjerdedele af infraorbitalis margo.

EX-HN8 Shangyingxiang 上迎香

Indikationer

Rhinorrhea, nasal obstruktion.

Placering

På ansigtet, i den øverste ende af den nasuslabium (nasolabial) rille.

EX-HN9 Neiyingxiang 内迎香

Indikationer

Rhinorrhea, nasal obstruktion.

Placering

I næsebor, i krydset mellem næse brusk og næse concha (conchae nasales).

EX-HN10 Juquan 聚泉

Indikationer

Hævelse og smerter i tungen, ansigtslammelse.

Placering

I munden, midt på midtlinjen på tungen.

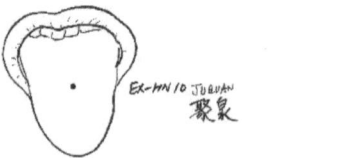

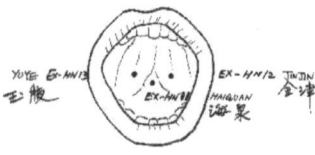

EX-HN11 Haiquan 海泉

Indikationer

Hævelse og smerter i tungen, ansigtslammelse.

Placering

I midten af tungens tungebåndet mellem EX-HN12 Jinjin og EX-HN13 Yuye.

EX-HN12 Jinjin 金津

Indikationer

Hævelse af tungen, opkastning, stivhed i tungen på grund af afasi.

Placering

I munden, på venen af venstre side af tungens tungebåndet.

EX-HN13 Yuye 玉腋

Indikationer

Hævelse af tungen, opkastning, stivhed i tungen på grund af afasi.

Placering

I munden, på venen af højre side af tungens tungebåndet.

EX-HN14 Yiming 翳明

Indikationer

Øjensygdomme, tinnitus, søvnløshed.

Placering

1 cun bagved SJ-17 (Yifeng 翳风).

EX-HN15 Jingbailao 颈百劳

Indikationer

Hoste, astma, stivhed i nakken, scrofula.

Placering

2 cun over DU-14 (Dazhui 大椎), 1 cun lateralt til midtlinjen.

EX-HN16 Anmian 安眠

Indikationer

Søvnløshed, hovedpine, hjertebanken, svimmelhed, psykiske lidelser.

Placering

Bag øret mellem GB-20 (Fengchi 风池) og SJ-17 (Yifeng 翳风).

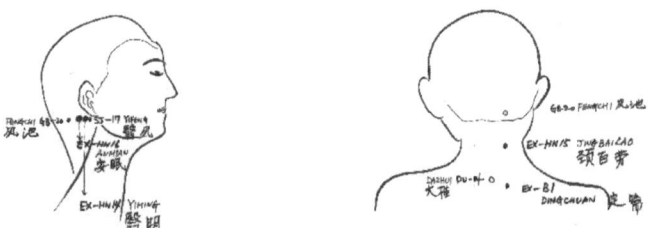

(2) Brystkasse og Underliv Punkter 胸腹部穴
EX-CA1 Zigong 子宫

Indikationer

Nedsunken i livmoder, uregelmæssig menstruation.

Placering

På den nedre del af maven, 3 cun i lateralt til REN-3 (Zhongji 中极).

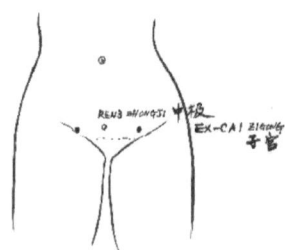

(3) Ryg Punkter 背部穴
EX-B1 Dingchuan 定喘
Indikationer

Astma, hoste, smerter i skulder og nakke.

Placering

På ryggen, 0,5 cun i lateralt til DU-14 (Dazhui 大椎).

EX-B2 Jiaji 夹脊
Indikationer

Interkostal neuralgi, sygdom i rygsøjlen.

Placering

På hver side af ryggen, 0,5 cun, lateral til den nedre kant af hver torntap fra den første thoracicae vertebrae til den femte lændehvirvel, i alt 17 punkter på hver side.

EX-B3 Weiwanxiashu 胃脘下俞
Indikationer

Smerter i ryggen, tørst på grund af diabetes.

Placering

På ryggen, under torntappen i den ottende thoracicae vertebrae, 1,5 cun lateralt til den bageste midtlinje.

EX-B4 Pigen 痞根
Indikationer

Lændesmerter, hepatosplenomegali.

Placering

På den nedre del af ryggen, under torntappen i den første lændehvirvel, 3,5 cun lateralt til den bageste midtlinje.

EX-B5 Xiajishu 下极俞

Indikationer

Smerter i lænden.

Placering

På midtlinjen af den nedre del af ryggen under torntappen i den tredje lændehvirvel.

EX-B6 Yaoyi 腰宜

Indikationer

Epilepsi, hovedpine, forstoppelse, søvnløshed.

Placering

På den nedre del af ryggen, under torntappen i den fjerde lændehvirvel, 3 cun i lateralt til den bageste midtlinje.

EX-B7 Yaoyan 腰眼

Indikationer

Smerter i lænden, smerter i lænden.

Placering

På den nedre del af ryggen, under torntappen i den fjerde lændehvirvel, 3,5 cun lateralt til den bageste midtlinje.

EX-B8 Shiqizhui 十七椎

Indikationer

Lænd og lårsmerter, lammelse i underekstremiteterne, uregelmæssig menstruation, dysmenoré.

Placering

På den nederdel af ryggen, er den bagerste midtlinje under torntappen i den femte lændehvirvel.

EX-B9 Yaoqi 腰奇

Indikationer

Hovedpine, søvnløshed, epilepsi, forstoppelse.

Placering

På den nedre del af ryggen, 2 cun direkte over spidsen af halebenet, i fordybningen mellem de sacrum cornua.

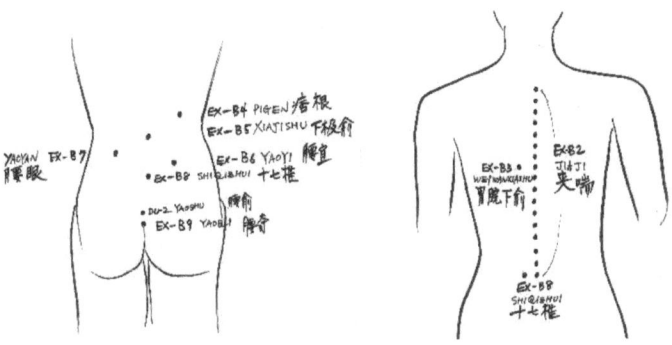

(4) Øvre Ekstremitet Punkter
上肢穴

EX-UE1 Zhoujian 肘尖

Indikationer

Scrofula

Placering

På bageste side af albuen, ved spidsen af ulnar olecranon, når albuen er bøjet.

EX-UE2 Erbai 二白

Indikationer

Hæmorroider, prolaps af endetarmen.

Placering

På håndflade siden af underarmen, et par punkter, 4 cun over den tværgående fold på håndleddet, på begge sider af senen til m. flexor carpi radialis, to punkter på hånden.

EX-UE3 Zhongquan 中泉

Indikationer

Tilstoppet bryst, mavesmerter.

Placering

På håndleddet i håndryggen, i fordybningen på den radiale side af senen til m. extensor digitorum communis.

EX-UE4 Zhongkui 中魁

Indikationer

Kvalme, hikke, opkastning.

Placering

På håndryg siden af langfingeren, i midten af det proximale interphalangeal led.

EX-UE5 Dagukong 大骨空

Indikationer

Smerter i tommelfingeren, krampe, følelsesløshed i lillefingeren.

Placering

På håndryg siden af tommelfingeren, i midten af det interphalangeal led.

EX-UE6 Xiaogukong 小骨空

Indikationer

Smerter i lillefingeren, krampe, følelsesløshed i lillefingeren.

Placering

På håndryg siden af lillefingeren, midten af det proximale interphalangeal led.

EX-UE7 Yaotongdian 腰痛点

Indikationer

Lændeforstuvning.

Placering

På håndryggen, midtvejs mellem den tværgående fold på håndleddet og det metacarpophalangeal led, mellem den anden og den tredje metacarpale knogler, mellem den fjerde og femte metacarpal knogle, to punkter på hver hånd.

EX-UE8 Wailaogong 外劳宫

Indikationer

Hjertesmerter, epilepsi.

Placering

På håndryggen, mellem anden og tredje metacarpal knogler.

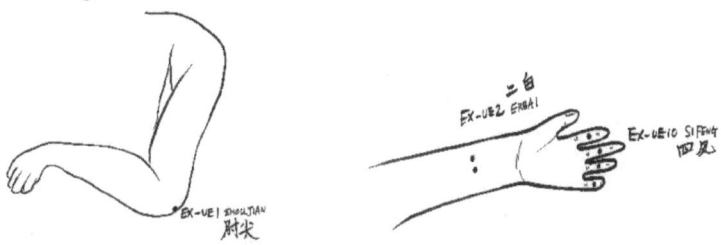

EX-UE9 Baxie 八邪

Indikationer

Krampe, følelsesløshed i fingrene, hævelse og smerter i håndryggen i hånden.

Placering

Når hånden er knytter, er punkterne placeret i enderne af den lodrette hudfoldning af vævene mellem hver to fingre.

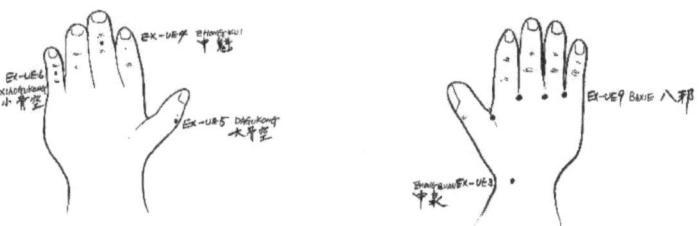

EX-UE10 Sifeng 四缝

Indikationer

Kighoste, fordøjelsesbesvær hos børn.

Placering

På håndflade siden af hånden, i midtpunktet for den tværgående fold af det proximal interphalangeal led af pege, midt, ring og lille finger.

EX-UE11 Shixuan 十宣

Indikationer

Følelsesløshed i fingerspidserne, apopleksi, høj feber, koma, tonsillitis, epilepsi.

Placering

På spidserne af de ti fingre, 0,1 cun distalt til neglene.

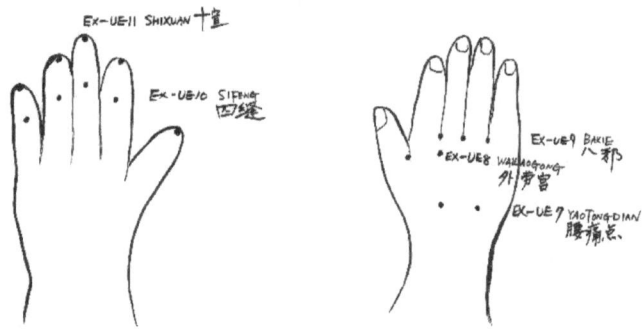

(5) Lavere Ekstremiteter Punkter 下肢穴
EX-LE1 Kuangu 髋骨

Indikationer

Smerter og følelsesløshed i knæet, lammelse.

Placering

På den nedre del af det forreste lår, 1,5 cun lateralt til ST-34 (Liang 梁丘), to punkter på hvert lår.

EX-LE2 Heding 鹤顶

Indikationer

Knæsmerter, svaghed i fod og ben, lammelse.

Placering

Over knæet, i fordybningen af midtpunktet af øvre kant af patella.

EX-LE3 Baichongwo 百虫窝

Indikationer

Gastrointestinale parasitære sygdomme, eksem.

Placering

3 cun over kanten af patella, 1 cun over SP-10 (Xuehai 血海).

EX-LE4 Xiyan 膝眼

Indikationer

Knæsmerter, svaghed i underekstremiteterne.

Placering

Når knæet er bøjet, i fordybningen på mediale og laterale side af det patellar ledbånd, den mediale side kaldes Neixiyan 内膝眼, på lateralsiden kaldes Waixiyan 外膝眼.

EX-LE5 Dannang 胆囊

Indikationer

Muskelatrofi og følelsesløshed i underekstremiteterne, cholecystitis.

Placering

I den øverste del af benets side, 2 cun under GB-34 (Yanglingquan 阳陵泉).

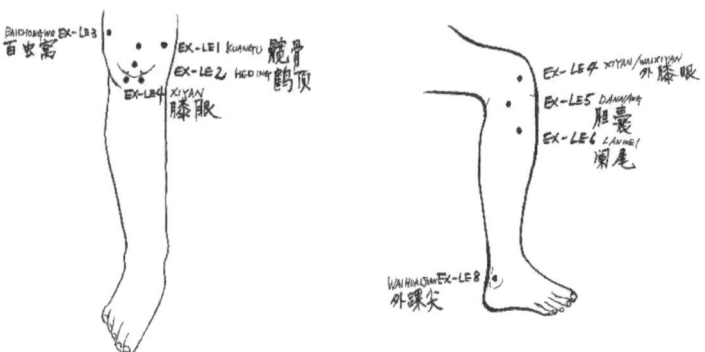

EX-LE6 Lanwei 阑尾

Indikationer

Apendicitis (blindtarmsbetændelse), lammelse af underekstremiteterne.

Placering

I den øverste del af det forreste af benet, 2 cun under ST-36 (Zusanli 足三里).

EX-LE7 Neihuaijian 内踝尖

Indikationer

Smerter og lammelse i underekstremiteterne, muskelatrofi.

Placering

På den mediale side af foden, ved prominens af den mediale malleolus.

EX-LE8 Waihuaijian 外踝尖

Indikationer

Smerter og lammelse i underekstremiteterne, muskelatrofi.

Placering

På fodens laterale side, ved prominens af lateral malleolus.

EX-LE9 Bafeng 八风

Indikationer

Tåsmerter, rødme og hævelse af fodryggen, følelsesløshed i underbenet.

Placering

På fodryggen, ved fold af vævene mellem hver to tæer, fire punkter på hver fod, otte punkter i alt.

EX-LE10 Duyin 独阴

Indikationer

Smerter, rødme og hævelse af foden, muskelatrofi, smerter og følelsesløshed i underbenet.

Placering

På den plantar side af anden tå, midt på det tværgående fold.

EX-LE11 Qiduan 气端

Indikationer

Smerter, rødme og hævelse af foden, muskelatrofi, følelsesløshed i underbenet.

Placering

På spidsen af de ti tæer, 0,1 cun distalt til neglene, ti punkter i alt.

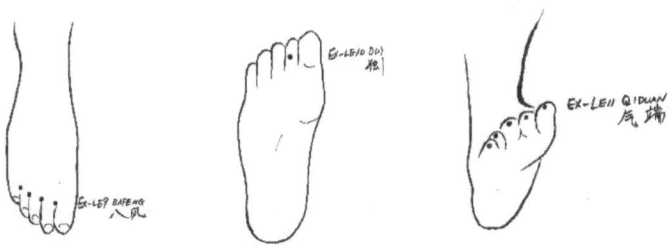

KAPITEL 3
Klinisk behandling af almindelige sygdomme

A1. Intern medicin

1-1 Mavesmerter 腹痛 Futong

- **Symptomer**

1. Intern Ophobning af Kulde:
   Pludselig voldsom smerte, som reagerer på varme og forværres af kulde. Andre manifestationer inkluderer løs afføring, rigelig urin, hvid belagt tunge, dyb spændt eller dyb langsom puls.

2. Tilbageholdelse af Mad:
   Udspiling og smerter i mave og epigastrium som kan forværres af tryk, dårligt opstød og surhed. Mavesmerter kan ledsages af diarré og lindres efter afføring. Tungen er klæbrig belagt, pulsen ruller.

- **Behandling**
  Recepter
1. Akkumulering af Kulde i det Indre
   REN-12 (Zhongwan 中脘), REN-8 (Shenque 神闕) , ST-36 (Zusanli 足三里)

2. Tilbageholdelse af Mad
   REN-10 (Xianwan 下脘), ST-21 (Liangmen 梁 門), (Gongsun 公孫), ST-36 (Zusanli 足三里)

3. Mangel på Milt og Yang
   Recepter
   BL-20 (Pishu 脾俞), BL-21 (Weishu 胃俞), REN-12
   (Zhongwan 中脘), REN-4 （Guanyuan 关元）, REN-6
   (Qihai 气海), LIV-13 (Zhangmen 章门)

- **Tilføjelse**
  Smerter over Navle
  REN-10 (Xiawan 下脘), ST-36 (Zusanli 足三里)

  Smerter omkring Navlen
  ST-25 (Tianshu 天枢), REN-6 (Qihai 气海)

  Smerter i Underliv
  REN-4 (Guanyuan 关元), SP-6(Sanyinjiao 三阴交)

- **Bemærkninger**
  Ved akut og alvorlige mavesmerter er det nødvendigt at
  have overvågning af patienten, og der bør bruges andre
  terapeutiske foranstaltninger.

1-2 Astma 哮喘 Xiaochuan

- **Symptomer**

1. Vind-Kulde i Lungerne:
   De hovedmanifestationer inkluderer svært åndedræt,
   hoste med åndenød og hvæsende lyd i halsen, tyndt
   sputum af hvid farve, kolde lemmer uden sved, grålig
   ansigtshud, hvid eller hvid fedtet belægning på tungen
   og overfladisk anspændt eller overfladisk glat puls. Det
   kan ledsages af kulderystelser, feber, hovedpine.

2. Slim-Varme Tilbageholdelse i Lungerne:

De hovedmanifestationer inkluderer overfladisk vejrtrækning, stærk og grov stemme, hoste med tyk gul sputum, tilstoppet fornemmelse i brystet og epigastrisk region. Det ledsages af feber, mundtørhed, tørst med ønske om kolde drikke, gul fedtet eller klæbrig belægning på tunge og hurtig glat puls.

- **Behandling**

1. Vind-Kulde i Lungerne.

Recepter

LU-7 (Lieque 列缺), BL-13 (Feishu 肺俞), BL-12 (Fengmen 风门), ST-9 (Renying 人迎), EX-B1 (Dingchuan 定喘)

2. Slim-Varme i Lungerne

Recepter

LU-5 (Chize 尺泽), LU-6 (Kongzui 孔最), DU-14 (Dazhui 大椎), ST-40 (Fenglong 丰隆), LI-4 (Hegu 合谷), REN-17 (Danzhong 膻中)

1-3 BI-syndrom 痹症 Bizheng

- **Symptomer**

Hovedsymptomet er artralgi, herunder ømhed og følelsesløshed i kroppens lemmer, led og muskler, især i håndled, albue, knæ og ankel. I langvarige tilfælde kan der opstå sammentrækning af ekstremiteterne eller endda hævelse eller deformitet af leddene.

- **Bihandling**

  Recepter: Baseret på syg/smerte område.
  Skulder
  LI-15 (Jianyu 肩髃), SJ14 (Jianliao 肩髎), SI-10
  (Naoshu 臑俞), LI-4 (Hegu 合谷)

  Albue:
  LI-11 (Quchi 曲池), SJ-10 (Tianjing 天井), LU-5
  (Chize 尺泽), SJ-5 (Waiguan 外关)

  Håndled
  LI-5 (Yangxi 阳溪), SJ-4 (Yangchi 阳池), SJ-5
  (Waiguan 外关), SI-4 (Wangu 腕骨)

  Hofte
  GB-30 (Huantiao 环跳), GB-29 (Juliao 居髎),
  GB-39 (Xuanzhong 悬钟)

  Knæ
  ST-34 (Liangqiu 梁丘), SP-10 (Xuehai 血海), SP-
  9 (Yinlingquan 阴陵泉), GB-34 (Yanglingquan
  阳陵泉), EX-LE4 (Xiyan 膝眼)

  Ankel
  ST-41 (Jiexi 解溪), SP-5 (Shangqiu 商丘), BL-60
  (Kunlun 昆仑), KI-3 (Taixi 太溪), GB-40 (Qiuxu
  丘墟)
  Lændeområde
  DU-3 (Yaoyangguan 腰阳关), DU-12 (Shenzhu
  身柱), DU-14 (Dazhui 大椎), EX-B1 (jiaji 夹脊)

- **Bemærkninger**
  BI-syndrom kan ses i reumatisk feber, reumatisk arthritis og reumatoid arthritis.
- **Moxibution**
  REN-8 (Shenque 神 阙) med ingefærskive med små huller kan anvendes.

1-4 Rygsmerter 背痛 Beitong

- **Symptomer**
  Den eksogene faktor henviser hovedsageligt til den patogene vind- Kulde indtrængning, der forårsager blokering i meridianerne, Qi og blodcirkulationen og bliver til rygsmerter.

- **Behandling**
  Recepter:
  DU-14 (Dazhui 大椎), DU-12 (Shenzhu 身柱), Du-9 (Zhiyang 至阳), Extra (Jiaji 夹脊), Ashi point, BL-40 (Weizhong 委中), BL-60 (Kunlun 昆仑)

1-5 Almindelig forkølelse 普通感冒 Putongganmao
- **Symptomer**
1. Vind-Kulde Type
   Mild feber uden sveden, aversion mod kulde, hovedpine, løbende næse, hoste, tynd hvidlig sputum, tynd hvid belægning på tungen, hurtig overfladisk puls.

2. Vind-Varme Type
   Høj feber, spontan svedtendens, hovedpine, tilstoppet næse, ondt i halsen, mundtørhed med ønske om at

drikke, hoste med gult tykt spyt, tynd gul belægning på tungen overtræk, hurtig overfladisk puls.

3. Fugtig-Varme Type

Hovedmanifestationerne er høj feber uden svedtendens, hovedpine, fylde i brystet, slaphed, kvalme, anoreksi, mave udspiling, løs afføring, klæbrig hvidlig sputum, tyk gul belægning på tungen, blød hurtig puls.

- **Behandling**

Recepter

1. Vind-Kulde Type

LU-7 (Lieque 列缺), BL-12 (fengmen 风门), GB-20 (Fengchi 凤池), LI-4 (Hegu 合谷)

2. Vind-Varme Type

LU-5 (Chize 尺泽), LU-10 (Yuji 鱼际), LI-4 (Hegu 合谷), LI-11 (Quchi 曲池), DU-14 Dazhui 大椎)

3. Fugtig-Varme Type

LU-6 (Kongzui 孔最), LI-4 (Hegu 合谷), REN-12 (Zhongwan 中脘), ST-36 (Zusanli 足三里), SJ-5 (Waiguan 外关)

1-6 Hoste 咳嗽 Kesou

- **Symptomer**

1. Eksopatogene Faktorer

(1) Vind-Kulde Type

Det er kendetegnet ved kløe i halsen. Det ledsages af feber, kulderystelser, hovedpine, nasal obstruktion, ømhed i leddene. Tungen har tynd hvid belægning og overfladisk puls.

(2) Vind-Varme Type

Feber uden kulderystelser, tørst, hoste med tykt sputum, tør mund og klæbrig gullig sputum, tunge med gullig belægning, hurtig overfladisk puls.

2. Endopatogene Faktorer

(1) Yang-Mangel med Milt

Hoste med overdreven sputum, følelse af fylde i brystet og epigastrisk område, sløvhed, hvid fedtet tungebelægning, dyb og langsom puls.

(2) Yin-Mangel med tørhed i Lungerne

Tør hoste uden sputum, tør hals, feber i håndflader og såler, feber, rød tunge med tynd belægning, svag hurtig puls.

- **Behandling**

Recepter

1. Eksopatogene Faktorer

(1) Vind-Kulde Type

LU-7 (Lieque 列缺), LI-4 (Hegu 合谷), BL-13 (Feishu 肺俞), SJ-5 (Waiguan 外关)

(2) Vind-Varme Type

LU-5 (Chize 尺泽), LI-11 (Quchi 曲池), DU-14 (Dazhui 大椎), BL-13 (Feishu 肺俞)

2. Endopatogene Faktorer

(1) Yang-Mangel med Milt

LU-9 (Taiyuan 太渊), SP-3 (Taibai 太白), ST-40 (Fenglong 丰隆), BL-13 (Feishu 肺俞), BL-20 (Pishu 脾俞)

(2) Yin-Mangel med Tørhed I Lungerne

LU-1 (Zhongfu 中府), LU-7 (Lieque 列缺), BL-13 (Feishu 肺俞), KI-6 (Zhaohai 照海), LIV-3 (Taichong 太冲)

1-7 Forstoppelse 便秘 Bianmi

- **Symptomer**

1. Varme Type

   Fravær af tarmbevægelser i flere dage, mavesmerter, fylde og udspilning, rastløshed, mundtørhed med dårlig ånde, gul belægning på tungen, hurtig glat puls.

2. Qi-stagnation Type

   Hyppig afføring, udstrakt smerte i maven, bitter smag, svimmelhed, dårlig appetit, tynd fedtet tungeovertræk, trådet pulse.

3. Mangelfuld Type

   Tør afføring, der er svær at aflade, åndenød og sløvhed, ingen oppustet mave og smerter i maven, hjertebanken, svimmelhed, sløret syn, bleg tunge, tynd belægning, tynd svag puls.

4. Kulde Type

   Tør afføring, der er svær at aflade, lejlighedsvis smerter i maven, kolde lemmer, klar urin, bleg tunge med hvid belægning, dyb langsom puls.

- **Behandling**
  Recepter
1. Varme Type

LI-4 (Hegu 合谷), LI-11 (Quchi 曲池), ST-25 tianshu 天枢),
ST-44 (Neiting 内庭), SP-14 (Fujie 腹結)
ST-37 (Shangjuxu)

2. Qi-Stagnation Type

REN-12 (Zhongwan 中脘), ST-25 (Tianshu 天枢), GB-34
(Yanglingquan 阳陵泉), SJ-6 (Zhigou 支沟), LIV-2
(Xingjian 行间)

3. Mangelfuld Type

REN-4 (Guanyuan 关元), REN-6 (Qihai 气海), BL-20
(Pishu 脾俞), BL-21 (Weishu 胃俞), ST-36 (Zusanli 足三里)

4. Kulde Type

REN-6 (Qihai 气海), REN-8 (Shenque 神阙), ST-25
(Tianshu 天枢), KI-6 (Zhaohai 照海), BL-23 (Shenshu 肾
俞)

1-8 Diarré 泄泻 Xiexie
- **Symptomer**

1. Akut Diarré
(1) Kulde-Fugtig Type

Løs afføring med mavesmerter, maveknurren, kold med
ønske om varme, fravær af tørst, bleg tunge med hvid
belægning, dyb og langsom puls.

(2) Fugtig-Varm Type

Løs afføring med mavesmerter, hurtig afføring, feber i anus, sparsom urin, gul fedtet belægning på tungen, hurtig glat blød puls.

2. Kronisk Diarré
(1) Milt Yang-Mangel

Løs afføring med ufordøjet mad, mave og epigastrisk udspiling, anoreksi, sløvhed, hvid klæbrig belægning på tunge, blød langsom puls.

(2) Nyre Yang-Mangel

Mavesmerter, maveknurren og diarré før daggry, kolde ekstremiteter, hvid belægning på tungen, dyb kraftløs puls.

- **Behandling**

Recepter

1. Akut Diarré
(1) Kulde-Fugtig Type

ST-25 (Tianshu 天枢), ST-37 (Shangjuxu 上巨虚), REN-6 (Qihai 气海), REN-11 (Jianli 建里), SP-9 (Yinlingquan 阴陵泉)

(2) Fugtig-Varm Type

ST-44 (Neiting 内庭), ST-25 (Tianshu 天枢), REN-12 (Zhongwan 中脘), SP-9 (Yinlingquan 阴陵泉), LI-11 (Quchi 曲池)

2. Kronisk Diarrè
(1) Milt Yang-Mangel

SP-3 (Taibai 太白), ST-25 (Tianshu 天枢), ST-36 (Zusanli 足三里), BL-20 (Pishu 脾俞), REN-12 (Zhongwan 中脘), LIV-13 (Zhangmen 章门)

(2) Nyre Yang-Mangel

BL-20 (Pishu 脾俞), BL-23 (Shenshu 肾俞), DU-4 (Mingmen 命门), REN-4 (Guanyuan 关元), ST-25 (Tianshu 天枢), ST-37 (Shangjuxu 上巨虚)

1-9 Svimmelhed 眩晕 Xuanyun

- **Symptomer**

1. Hyperaktivitet af Lever Yang

Manifestationerne er tinnitus, kvalme, rygsmerter forstyrret søvn, rødmen i ansigt, overbelastede øjne, rød tunge med tynd gul belægning, grov hurtig puls.

2. Qi og Blod Mangel

Manifestationerne er hjertebanken, søvnløshed, bleg teint, dårlig appetit, bleg tunge, svag puls.

3. Slim-Fugtig forhindring i det Indre

Manifestationerne er slaphed, fylde i brystkasse og epigastrium, tung i hovedet, opkastning, hvid og klæbrig tunge, rullende puls.

- **Behandling**

Recepter

1. Hyperactivitet af Lever Yang

GB-20 (Fengchi 凤池), GB-43 (Xiaxi 侠溪), LIV-3 (Taichong 太冲), BL-18 (Ganshu 肝俞)

2. Qi og Blod Mangel

BL-20 (Pishu 脾俞), BL-23 (Shenshu 肾俞), ST-36 (Zusanli 足三里), SP-6 (Sanyinjiao 三阴交), REN-4 (Guanyuan 关元), DU-20 (Baihui 百会)

3. Slim-Fugtig forhindring I det Indre
    REN-12 (Zhongwan 中脘), DU-20 (Baihui 百会), BL-20
    (Pishu 脾俞), P-6 (Neiguan 内关), ST-36 (Zusanli 足三里),
    ST-40 (Fenglong 丰隆)

1-10 Depressive maniske mentale lidelser
抑郁性燥狂 Yiyuxingzaokuangzheng

- **Symptomer**

(1) Depressive Psykiske Lidelser
    Gradvis indtræden, mental depression og sløvhed i den
    indledende fase. Det efterfølges af parafasi, stumhed,
    hypersomnia og anoreksi, illusioner. Tungen har tynd
    fedtet belægning, og stram og træt pulse.

(2) Maniske Psykiske Lidelser
    Pludselig begynder med irritabilitet, mindre søvn og
    intet ønske om at spise. Manifestationen efterfulgt af
    råb, voldelig opførsel, ødelæggelse af genstande og
    skade på mennesker. Gul fedtet belægning på tungen
    og hurtig glat puls.

- **Behandling**
    Recepter
(1) Depressive Psykiske Lidelser
    BL-15 (Xinshu 心俞), BL-18 (Ganshu 肝俞), BL-20 (Pishu
    脾俞), ST-40 (Fenglong 丰隆), HT-7 (Shenmen 神门), P-7
    (Daling 大陵), REN-17 (Danzhong 膻中), LIV-3 (Taichong
    太冲)

(2) Maniske Psykiske Lidelser
DU-14 (Dazhui 大椎), DU-16 (Fengfu 风府), DU-26 (Shuigou 水沟), P-5 (Jianshi 间使), P-8 (Laogong 劳宫), ST-40 (Fenglong 丰隆)

- **Bemærkninger**
Depressive og maniske mentale lidelser svarer til Bipolar i moderne medicin.

1-11 Diabetes 糖尿病 Tangniaobing

- **Symptomer**

(1) Øvre Diabetes
Tørst, mundtørhed, rigelig vandladning, polydipsi, rød spids af tungen, tynd gul belægning på tungen, fuld hurtig puls.

(2) Mellem Diabetes
Polyfagi, let sult, rastløshed, voldsom svedtendens, afmagring, rigeligt indtag af vand, polyuria, tør gul tungeovertræk, fyldt hurtig puls.

(3) Lavere Diabetes
Rigelig og hyppig vandladning, uklar urin med sød smag, tørst og polydipsi, svimmelhed, sløret syn, røde kinder, ømhed og svaghed i knæet, rød tunge, tynd og hurtig puls.

- **Behandling**
Recepter

(1) Øvre Diabetes

HT-8 (Shaofu 少府), LU-9 (Taiyuan 太渊), BL-13 (Feishu 肺俞), BL-15 (Xinshu 心俞)

(2) Mellem Diabetes

BL-20 (Pishu 脾俞), BL-21 (Weishu 胃俞), ST-44 (Neiting 内庭), SP-6 (Sanyinjiao 三阴交)

(3) Lavere Diabetes

BL-18 (Ganshu 肝俞), KI-3 (Taixi 太溪), LIV-3 (Taichong 太冲), BL-23 (Shenshu 肾俞)

- **Bemærkninger**
  Diabetes er kendetegnet ved polydipsi, polyfagi, polyuri, afmagring og sød urin.

1-12 Ødem 水肿 Shuizhong

- **Symptomer**

(1) Yang Ødem

Det er kendetegnet ved akut karakter og viser for det første hævelser i ansigt, øjenlåg, lemmer. Huden er skinnende.

Det ledsages af hoste, astma, feber, tørst, sparsom urin og lændesmerter, overfladisk hurtig puls.

(2) Yin Ødem

Det er kendetegnet ved en langsom indtræden, hævelse i ansigt er den første fase og spredes derefter til underlivet og hele kroppen.

Når man trykker med hånden, springer det kun langsomt tilbage. Symptomerne er kort urin, løs afføring, træthed, svage lemmer, bleg tunge med hvid belægning, dyb, trådet langsom puls.

- **Behandling**

Recepter
(1) Yang Ødem
BL-13 (Feishu 肺俞), BL-22 (Sanjiaoshu 三焦俞), LI-6 (Pianli 偏历), LI-4 (Hegu 合谷), SJ-5 (Waiguan 外关), SP-9 (Yinlingquan 阴陵泉)

(2) Yin Ødem
BL-20 (Pishu 脾俞), BL-23 (Shenshu 肾俞), ST-36 (Zusanli 足三里), REN-9 (Shuifen 水分), REN-6 (Qihai 气海), KI-3 (Taixi 太溪)

- **Bemærkninger**

Ødem refererer til tilbageholdelse af væske i kroppen og viser hævelser i hovedet, ansigtet, øjenlågene, lemmerne, hele kroppen.

1-13 Epigastrisk Smerte 上腹痛 Shangfutong

- **Symptomer**

1. Angreb på Mave ved Lever Qi
(1) Qi Stagnation
Epigastriske smerter, udbredt smerte i den hypokondriale region, kvalme, dyb og sløret puls, tynd hvid belægning.

(2) Stagnerende Varme
Pludselig debut af epigastrisk smerte, rastløshed, irritabilitet, mundtørhed, ubehag i maven, rød og gul belægningstunge, hurtig trådet puls.

(3) Blodstasis
Smerter, forværret af mad og presning, opkastning, mørklilla tunge, ujævn puls.

2. Tilbageholdelse af Mad
Distention og smerter i det epigastriske område, hævelse, syreopstødning, smerter forværret efter fødeindtagelse, tyk fedtet belægning af tungen, dyb glat puls.

3. Mangelfuld forkølelse i Milten og Maven
Manifestationerne er dump smerte i det epigastriske område som lindres af varme og presning, sløvhed, kolde lemmer, løs afføring, bleg tunge, svag puls.

- **Behandling**

Recepter
1. Angreb på Mave ved Lever QI
(1) Qi Stagnation
LIV-14 (Qimen 期门), ST-36 (Zusanli 足三里), REN-12 (Zhongwan 中脘), P-6 (Neiguan 内关), LIV-3 (Taichong 太冲)

(2) Stagnerende Varme

REN-12 (Zhongwan 中脘), ST-36 (Zusanli 足三里), P-6 (Neiguan 内关), LIV-2 (Xingjian 行间), KI-3 (Taixi 太溪)

(3) Blodstasis

REN-12 (Zhongwan 中脘), P-6 (Neiguan 内关), BL-17 (Geshu 膈俞), SP-4 (Gongsun 公孙), SP-10 (Xuehai 血海)

2. Tilbageholdelse af Mad

ST-25 (Tianshu 天枢), ST-21 (Liangmen 梁门), ST-36 (Zusanli 足三里), REN-12 (Zhongwan 中脘)

1-14 Frossen skulder 肩周炎 Jianzhouyan

- **Symptomer**

Skulderpine betegnes i TCM som frossen skulder eller halvtreds år gammel skulder. Den eksogene patogene vind, kulde og fugt overvinder patienter, der er udmattede, overbelastede, sårede og mens de sover på skulderen.

Smerter på skuldre lindres om dagen og forværres om natten. Det kan involvere tilbage. Det kan forværres med kulde og lindres med varme.

- **Behandling**

Recepter

LI-15 (Jianyu 肩髃), LI-11 (Quchi 曲池), LI-14 (Binao 臂臑), LI-4 (Hegu 合谷), SI-9 (Jianzhen 肩贞), SI-3 (Houxi 后溪), SJ-5 (Waiguan 外关)

- **Bemærkinger**

Det er kendetegnet ved en kraftig smerte i skuldrene, og det ses mest ved personen efter halvtreds år gammel.

1-15 Hikke 呃逆 Eni

- **Symptomer**

1. Tilbageholdelse af Mad og Stagnation af Qi
   Epigastrisk og mave udspiling, klæbrig, gul belægning på tungen, rullende kraftig puls.

2. Angreb af Patogen Kulde
   Lindres af varme drikke, hvid fugtig tungebelægning, langsom puls.

- **Behandling**

Recepter
BL-17 (Geshu 膈俞), REN-12 (Zhongwan 中脘), REN-17 (Danzhong 膻中), P-6 (Neiguan 内关), ST-36 (Zusanli 足三里)

- **Bemærkninger**

Det er for det meste et resultat af negativ stigning i maven Qi, som er forårsaget af skade eller blokering af overspisning af rå og kold mad.

1-16 Hypokondrisk smerte 下软骨痛 Xiaruangutong

- **Symptomer**

(1) Stagnation af QI

Udvidende smerter i hypokondrium, følelse af brystet, irritabilitet, tynd hvid belægning, blød puls.

(2) Blodets Stagnation

Faste stikkende smerter i hypokondrium, smerter værre ved presning, mørklilla tunge, wiry puls.

- **Behandling**

Recepter

(1) Stagnation af QI

BL-18 (Ganshu 肝俞), Liv-3 (Taichong 太冲), Liv-14 (Qimen 期门), GB-34 (Yanglingquan 阳陵泉), SJ-6 (Zhigou 支沟)

(2) Blodets af Stagnation

BL-17 (Geshu 膈俞), BL-18 (Ganshu 肝俞), SP-6 (Sanyinjiao 三阴交), LIV-3 (Taichong 太冲), SJ-6 (Zhigou 支沟), LIV-14 (Qimen 期门)

- **Bemærkninger**
  Hypochondriac smerter er forårsaget af melankoli og vrede, som fører til svigt i lever og QI.

1-17 Hovedpine 头痛 Toutong

- **Symptomer**

Hovedpine differentiering er i henhold til dens lokalitet og kanaler. Smerter i occipitalt område og nakke er relateret til Blærekanalen. Smerter i panden og det supraorbitale område vedrører mavesækken, smerter i det tindingsområde på begge sider og den ene side vedrører galdeblæren. Smerter i parietalområdet vedrører leverkanalen.

- **Behandling**
  Recepter
1. Punkter i henhold til hovedpineområdet
(1) Occipital Hovedpine
  GB-20 (Fengchi 凤池), BL-60 (Kunlun 昆仑), SI-3 (Houxi 后溪)

(2) Forsiden Hovedpine
  ST-8 (Touwei 头维), EX-HN5 (Yintang 印堂), LI-4 (Hegu 合谷)

(3) Ensidig Hovedpine
  GB-8 (Shuaigu 率谷), SJ-5 (Waiguan 外关), EX-HN5 (Taiyang 太阳)

(4) Parietal Hovedpine

DU-20 (Baihui 百会), LIV-3 (Taichong 太冲), SI-3 (Houxi 后溪)

2. Punkter i henhold til symptomer og tegn
(1) Hyperaktivitet af Lever i Yang
LIV-2 (Xingjian 行间), GB-34 (Yanglingquan 阳陵泉)

(2) Qi og Blod Mangel
ST-36 (Zusanli 足三里), REN-6 (Qihai 气海)

1-18 Impotens 阳痿 Yangwei

- **Symptomer**

Det er præget af penis manglende evne og erektion. Manifestationen viser, svimmelhed, sløret syn, sløvhed, dårligt humør, hyppig vandladning, svaghed i knæ- og lændeområdet, søvnløshed, hjertebanken, hjerte og milt kan være involveret.

- **Behandling**
Recepter
1. Faldende QI
REN-4 (Guanyuan 关元), REN-3 (Zhongji 中极), KI-3 (Taixi 太溪), DU-20 (Baihui 百会), BL-23 (Shenshu 肾俞)

2. Faldende Varme og Milt QI
BL-15 (Xinshu 心俞), HT-7 (Shenmen 神门), SP-6 (Sanyinjiao 三阴交)

1-19 Søvnløshed 不寐 Bumei

- **Symptomer**

1. Hjerte og Miltmangel

   Vanskeligheder ved at falde i søvn og forstyrret søvn, hjertebanken, dårlig hukommelse, dårlig appetit, løs afføring, gusten teint, tynd hvid tunge belægning, trådet svag puls.

2. Disharmoni mellem Hjerte og Nyre

   Søvnløshed ledsaget af svimmelhed, tinnitus, leukorragi, feberagtig følelse i håndfladerne og sålerne, rød tunge med mindre belægning, hurtig svag puls.

3. Lever Ild Forstyrrelse

   Manifestationer er svimmelhed, hidsighed temperament, rastløshed, hypokondriac smerte, tynd gul tunge, blød hurtig puls.

4. Mavesvigt

   Søvnløshed ledsaget af fylde i den epigastriske region, mave udspiling, hævelse, syreopstødning, gul fedtet belægning på tungen, grov puls.

- **Behandling**

   Recepter

1. Hjerte og Miltmangel

   BL-20 (Pishu 脾俞), BL-15 (Xinshu 心俞), SP-1 (Yinbai 隐白), HT-7 (Shenmen 神门), SP-6 (Sanyinjiao 三阴交)

2. Disharmoni mellem Hjerte og Nyre

BL-15 (Xinshu 心俞), BL-23 (Shenshu 肾俞), KI-3 (Taixi 太溪), HT-7 (Shenmen 神门), KI-6 (Zhaohai　照海)

3. Lever Ild Forstyrrelse

BL-18 (Ganshu 肝俞), LIV-3 (Taichong 太冲), LIV-2 (Xingjian 行间), HT-7 (Shenmen 神门)

4. Mavesvigt

BL-21 (Weishu 胃俞), ST-36 (Zusanli 足三里), REN-12 (Zhongwan 中脘), HT-7 (Senmen 神门)

1-20 Gulsot 黄疸 Huandan

- **Symptomer**

(1) Yang Type

Gulsot af Yang type ledsages af feber, tørst, kraftig fornemmelse af kroppen, mave udspilning, fylde i brystkasse, kvalme, gul fedtet tunge belægning, snoet hurtig puls.

(2) Yin Type

Gulsot af Yin type er ledsaget af en kraftig fornemmelse af kroppen og med langsom over lang varighed, kvalme, opkastning, ingen tørst, smagløs, hvid fedtet tunge belægning, dyb langsom puls.

- **Behandling**

Recepter

(1) Yang Type

LIV-3 (Taichong 太冲), GB-34 (Yanglingquan 阳陵泉), BL-18 (Ganshu 肝俞), DU-9 (Zhiyang 至阳), BL-19 (Danshu 胆俞), SI-4 (Wangu 腕骨)

(2) Yin Type

BL-20 (Pishu), SP-6 (Sanyinjiao 三阴交), ST-36 (Zusanli 足三里), REN-12 (Zhongwan 中脘), BL-19 (Danshu 胆俞), DU-9 (Zhiyang 至阳)

- **Bemærkninger**
  Gulsot er kendetegnet ved den gule farve af sclera og hud og urin. Den lyse gule indikerer Yang type og mørkegul angiver Yin type.

1-21 Lændesmerter 腰痛 腰痛 Xiayaotong

- **Symptomer**

1. Kulde-Fugtig

   Lændesmerter forekommer ofte efter invasion i patogen vind, kulde og fugt. Smerten er kendetegnet ved en hurtig begyndelse af smerte og ømhed, stivhed i musklerne, begrænsende forlængelse og bøjning af ryggen. Smerten kan føre nedad til bagdel og underekstremiteter, der får patienten til at føle sig vanskelig at bøje sig fremad og bagud. Smerter bliver værre i overskyede og regnfulde dage. Tungen er hvid fedtet, og pulsen er svage, dyb og langsom.

2. Nyre Mangel

   Langsom indtræden af skjult smerte, i lændeområdet i mild smerte, men langvarig, svaghed i lændeområdet og knæet. Symptomerne intensiveres efter belastning og stress, hvid belægningstunge, dyb puls.

3. Traume

Der er en traumatisk historie af patienten. Manifestationerne er fast lokal smerte og stivhed, forværres ved presning og drejning af kroppen, mørklilla tunge, grov skiftende puls.

- **Behandling**

Recepter

1. Kulde-Fugtig

BL-23 (Shenshu 肾俞), DU-3 (Yaoyanguan 腰阳关), BL-40 (Weizhong 委中)

2. Nyre Mangel

DU-4 (Mingmen 命门), KI-3 (Taixi 太溪), BL-23 (Shenshu 肾俞)

3. Trauma

BL-17 (Geshu 膈俞), BL-40 (Weizhong 委中), BL-32 (Ciliao 次髎), Ashi (啊是)punkter

- **Bemærkninger**

Det involverer rygsøjlen, på den ene side eller begge sider af lænden. Det refererer til blødt vævsskade, muskuløs reumatisme og lændediskdegeneration.

1-22 Migræne 偏头痛 Piantoutong

- **Symptomer**

Sløret syn, irritabilitet, hidsighed, rød tunge med gul belægning og hurtig puls.

- **Behandling**
Recepter
(1) Den Ene side af Ansigtet
GB-8 (Shuaigu 率谷), SJ-5 (Waiguan 外关), EX-HN5 (Taiyang 太阳), ST-8 (Touwei 头维), EX-HN5 (Yintang 印堂), LI-4 (Hegu 合谷), ST-4 (Dicang 地仓)

(2) På Hoved
DU-20 (Baihui 百会), LIV-3 (Taichong 太冲), SI-3 (Houxi 后溪), EX-HN1 (Sishencong 四神聪), GB-20 (Fengchi 凤池), ST-8 (Touwei 头维), BL-7 (Tongtian 通天)

1-23 Natlig enuresis 遗尿 Yiniao

- **Symptomer**
Det refererer til ufrivillig vandladning under søvn med drømme om natten. Det refererer til ufrivillig urinudledning, og det ses ofte hos børn, og det ses også mest hos ældre patienter.

1. Nyre Yang Mangel
Det sker under søvn, og patienten er ikke opmærksom på det, før han vågner op. Symptomerne ledsages af afmagring, slaphed, kolde lemmer, svagt knæ og lænd, bleg tunge, dyb langsom puls.

2. Lunge og Milt Qi Mangel

Der er hyppig og forhastet urin, og den ledsages af åndenød, slaphed, dårlig appetit, svaghed i lemmerne, løs afføring, bleg tunge langsom, dyb puls.

3. Fugtig-Varme

Hyppig vandladning, lejlighedsvis enurese, urininkontinens, kort sparsom urin, dryppende urin, lavere feber, tynd fedtet tunge.

4. Blodstasis

Manifestationerne er mave udspilning, dryppende urin, mørklilla tunge, hurtig puls.

- **Behandling**

Recepter

1. Nyre Yang Mangel

BL-28 (Pangguangshu 膀胱), REN-3 (Zhongji 中极), SP-6 (Sanyinjiao 三阴交), KI-3 (Taixi 太溪), BL-23 (Shenshu 肾俞), REN-4 (Guanyuan 关元)

2. Lunge og Milt Qi Mangel

LU-9 (Taiyuan 太渊), BL-13 (Feishu 肺俞), BL-20 (Pishu 脾俞), SP-6 (Sanyinjiao 三阴交), REN-6 (Qihai 气海), ST-36 (Zusanli 足三里)

3. Fugtig-Varme

SP-6 (Sanyinjiao 三阴交), SP-9 (Yinlingquan 阴陵泉), REN-3 (Zhongji 中极), BL-28 (Pangguangshu 膀胱俞), BL-39 (Weiyang 委阳)

4. Blodstasis

SP-6 (Sanyinjiao 三阴交), BL-32 (Ciliao 次髎), REN-3 (Zhongji 中极), BL-17 (Geshu 膈俞), REN-6 (Qihai 气海)

- **Bemærkninger**

  Enurese og inkontinens er relateret til funktionen af den nedre region, dysfunktion i urinblæren, hvor urinblæren ikke styrer vandladning.

1-24 Hjertebanken 心悸 Xinji

- **Symptomer**
1. Qi og Blodinsufficiens

   Manifestationerne er slaphed, hjertebanken, bleghed, forstyrret søvn, bleg tunge, svag trådet puls.

2. Slim-Ild Forstyrrelse

   Manifestationerne er rastløshed, drømmeforstyrret søvn, irritabilitet, gul urin, klæbrigt spyt, gul fedtet belægning på tungen, hurtig glat puls.

3. Blodstatus

   Manifestationerne er gusten afmagret teint, hjertebanken, astmatisk vejrtrækning, kolde lemmer, stram, skiftende puls.

- **Behandling**
  Recepter
1. Qi og Bodinsufficiens

BL-15 (Xinshu 心俞), HT-7 (Shenmen 神门), P-6 (Neiguan 内关), BL-20 (Pishu 脾俞), REN-6 (Qihai 气海)

2. Slim-Ild Forstyrrelse

ST-40 (Fenglong 丰隆), GB-34 (Yanglingquan 阳陵泉), Ht-4 (Lingdao 灵道), BL-13 (Feishu 肺俞), LU-5 (Chize 尺泽), P-4(Ximen 郄门)

3. Bodstatus

HT-3 (Shaohai 少海), BL-17 (Geshu 膈俞), REN-6 (Qihai 气海), P-6 (Neiguan 内关), P-3 (Quze 曲泽)

- **Bemærkninger**
  Hjertebanken er hjertetilstand karakteriseret ved hurtig hjerterytme med nervøsitet og angst, som kan være symptomer i neurose, funktionelle lidelser i nervesystemet og hjertearytmi.

1-25 Tilbageholdelse af Urin 癃闭 Longbi

- **Symptomer**

1. Akkumulering af Fugtig Varme i Urinblæren

Manifestationerne er udspiling i underlivet, varm sparsom urin, tørst men intet ønske om at drikke, rød tunge med gul belægning, hurtig puls.

2. Nyre Qi Mangelfuld

Manifestationerne er sivning af urin, lændesår, sløvhed, bleg hud, knæets svaghed, bleg tunge, dyb puls.

3. Urinvejsobstruktion

Manifestationerne er sivning af urin, smerter og udspiling i underlivet, rød plet på tungen, hurtig puls.

- **Behandling**
Prescription

1. Akkumulering af fugtig Varme i Urinblæren

   SP-6 (Sanyinjiao 三阴交), SP-9 (Yinlingquan 阴陵泉), REN-3 (Zhongji 中极), BL-28 (Pangguangshu 膀胱俞)

2. Nyre-Qi Mangelfuld

   BL-23 (Shenshu 肾俞), SP-6 (Sanyinjiao 三阴交), BL-22 (Sanjiaoshu 三焦俞), REN-6 (Qihai 气海), KI-10 (Yingu 阴谷), BL-39 (Weiyang 委阳)

3. Urinvejsobstruktion

   REN-3 (Zhonji 中极), SP-6 (Sanyinjiao 三阴交), BL-28 (Pangguangshu 膀胱俞), ST-28 (Shuidao 水道), KI-5 (Shuiquan 水泉)

- **Bemærkninger**
Nyremangel forårsager dysfunktion i urinblæren, som styrer vandladning.

1-26 Reumatoid arthritis 类风湿关节炎 Reifengshiguanjieyan

Dette er en slags kronisk og immun.

- **Symptomer**

Manifestationerne er hævelse, stivhed, led deformitet, smerte. Det involverer håndled, albue, knæ, skuldre, ankel.

1. Kulde-Fugtig
2. Fugtig-Varme
   - **Behandling**
     Recepter
     ST-36 (Zusanli 足三里), DU-14 (Dazhui 大椎)
1. Øvre Lemmer
     LI-15 (Jianyu 肩髃), LI-10 (Shousanli 手三里), LI-11 (Quchi 曲池), SJ-15 (Waiguan 外关), LI-4 (Hegu 合谷), LI-5 (Yangxi 阳溪), SI-4 (Wangu 腕骨), EX-UE9 (Baxie 八邪)

2. Nedre Lemmer
     GB-30 (Huantiao 环跳), GB-29 (Juliao 巨髎), EX-LE4 (Xiyan 膝眼), GB-34 (Yanglingquan 阳陵泉), ST-34 (Liangqiu 梁丘), GB-39 (Xuanzhong 悬钟), LIV-8 (Ququan 曲泉), BL-60 (Kunlun 昆仑), ST-41 (Jiexi 解溪), GB-20 (Fengchi 凤池)

(1) Smerte
     GB-20 (Fengchi 凤池), SP-10 (Xuehai 血海), BL-17 (Geshu 膈俞)

(2) Lemmer Tyngde
     LI-4 (Hegu 合谷), LI-11 (Quchi 曲池), SP-9 (Sanyinjiao 三阴交)

   - **Bemærkninger**
     Moxibustion og Øreakupunktur er nyttig til behandling.

1-27 Seminalemission 遗精 Yijing

- **Symptomer**

1. Natlig Emission

    Det kan være med drømme,
    svimmelhed, hjertebanken, sløvhed, slaphed, gul urin,
    rød tunge, trådet hurtig puls.

2. Ufrivillig Emission

    Hyppig mission, bleg hud, sløvhed, ømhed i
    lændeområdet, afmagring, bleg tunge, dyb puls.

- **Behandling**

    Recepter

1. Natlig Emission

    HT-7 (Shenmen 神门), BL-15 (Xinshu 心俞), BL-23
    (Shenshu 肾俞), BL-52 (Zhishi 志室), KI-3 (Taixi 太溪),
    Ren-4 (Guanyuan 关元), P-6 (Neiguan 内关), SP-6
    (Sanyinjiao 三阴交)

2. Ufrivillig Emission

    ST-36 (Zusanli 足三里), BL-23 (Shenshu 肾俞), KI-3 (Taixi
    太溪), SP-6 (Sanyinjiao 三阴交), REN-6 (Qihai 气海), REN-
    4 (Guanyua 关元), KI-12 (Dahe 大赫)

1-28 Skizofreni 精神分裂症 Jingshenfenliezheng

- **Symptomer**

1. Overstrømmende af Hjerte og Lever Ild
   Stimulering, mani, ikke sove hele natten, glødende øjne,
   øget styrke, gul og brun urin, gul tunge og hurtig puls.

2. Slim og Qi Stagnation
   Mental depression, sløve øjne, anoreksi, hvid fedtet
   tunge, glat puls.

3. Qi Stagnation og Blodstasis
   Langvarig mani, mental ustabilitet, vildfarelse,
   søvnløshed, mat teint, tør hud, lilla tunge og dyb puls.

4. Varme og Milt Asteni
   Depression, hjertebanken, skræmme, inaktivitet, lys
   tunge og blød og svag puls.

- **Behandling**
  Recepter
  DU-20 (Baihui 百会), P-7 (Daling 大陵), ST-40
  (Fenglong 丰隆)
  DU-26 (Shuigou 水沟), LU-11 (Shaoshang 少商), P-8
  (Laogong 劳宫), DU-14 (Dazhui 大椎), SP-1 (Yinbai 隐白),
  HT-7 (Shenmen 神门), P-5 (Jianshi 间使), REN-17
  (Shanzhong 膻中), LI-4 (Hegu 合谷), LI-11 (Quchi 曲池),
  LIV-3 (Taichong 太冲), BL-15 (Xinshu 心俞), BL-20 (Pishu
  脾俞), ST-36 (Zusanli 足三里), SP-6 (Sanyinjiao 三阴交)

- **Elektroakupunktur**
  Ovennævnte recepter punkter.

1-29 Opkast 呕吐 Outu

- **Symptomer**
1. Tilbageholdelse af Mad
   Dette er kendetegnet ved epigastrisk udspilning, opkastning med sur smag, hævelse, mavesmerter, dårlig gas, forstoppelse, fedtet belægning på tungen, glat puls.

2. Invasion af Lever Qi i Maven
   Dette er kendetegnet ved opkastning, hyppige opstød, udspilning i hypokondriac regionen, tynd fedtet belægning på tungen, grov puls.

3. Svaghed i Mave og Milt
   Gusten ansigtsfarve, manglende appetit, løs afføring, bleg, klæbrig tunge, svag blød puls.

- **Behandling**

Recepter
1. Tilbageholdelse af Mad
   ST-36 (Zusanli 足三里), P-6 (Neiguan 内关), REN-12 (Zhongwan 中脘), REN-10 (Xiawan 下脘), REN-21 (Xuanji 璇玑), SP-14 (Fujie 腹結)

2. Invasion af Lever Qi i Maven
   ST-36 (Zusanli 足三里), Liv-3 (Taichong 太冲), P-6 (Neiguan 内关), REN-13 (Shangwan 上脘), ST-21 (Liangmen 梁门), GB-34 (Yanglingquan 阳陵泉)

3. Svaghed I Mave og Milt

BL-20 (Pishu 脾俞), BL.21 (Weishu 胃俞), ST-36 (Zusanli 足三里), SP-4 (Gongsun 公孙), P-6 (Neiguan 内关), SP-9 (Yinlingquan 阴陵泉)

1-30 Vindslag 中风 Zhongfeng

- **Symptomer**

1. Alvorlig Type, der angriber Zangfu

Denne tilstand er kritisk med pludselig indtræden. Manifestationen involverer pludselig at falde ned, forvirret mental tilstand, spyt som løber fra mundvigen.

(1) Spændt Type

Manifestationerne er pludseligt sammenbrud, koma-låste kæber, knyttede næver og kæber, grov vejrtrækning, grå mørk tunge belægning, blød rullende puls.

(3) Slap Type

Manifestationerne er pludselig at falde ned, koma, lukkede øjne, åbning af munden, sved over hoved og ansigt, inkontinens i urin og afføring, slap tunge, trådt puls.

2. Mild Type (angriber Meridianer)

Tilstanden er mild type. Manifestationerne er hemiplegi, følelsesløshed i hud og lemmer, afvigelse i mund og øjne, svimmelhed, gul fedtet belægning på tungen, grov langsom puls.

- **Behandling**

Recepter
(Punkterne er efter symptomer og tegn)

1. Alvorlig Type, der angriber Zangfu
(1) Spændt Type
DU-20 (Baihui 百会), KI-1 (Yongquan 涌泉), LIV-3 (Taichong 太冲), ST-40 (Fenglong 丰隆), P-8 (Laogong 劳宫), DU-26 (Shuigou 水沟, Renzhong 人中)

*12 Jing-Well punkter af begge hænder

- Klemt Kæbe
  ST-6 (Jiache 颊车), ST-7 (Xiaguan 下关), LI-4 (Hegu 合谷)

- Gurgling med Sputum
  ST-40 (Fenglong 丰隆), REN-22 (Tiantu 天突)

- Afasi og Stivhed i Tungen
  Ren-23 (Lianquan 廉泉), DU-15 (Yamen 亚门), HT-5 (Tongli 通里)

(2) Slap Type
REN-6 (Qihai 气海), REN-4 (Guanyuan 关元), ST-36 (Zusanli 足三里), DU-26 (Shuigou 水沟, Renzhong 人中)

- Hemiplegi
  DU-20 (Baihui 百会), DU-16 (Fengfu 风府)

- Øvre Ekstremitet

LI-11 (Quchi 曲池), SJ-5 (Waiguan 外关), LI-4 (Hegu 合谷), LI-15 (Jianyu 肩髃), GB-34 (Yanglingquan 阳梁泉), ST-36 (Zusanli 足三里), ST-41 (Jiexi 解溪)

2. Mild Type (angriber Melidianer)
DU-20 (Baihui 百会), DU-16 (Fengfu 风府), ST-9 (Renying 人迎)

- **Bemærkninger**
  Det kan anvendes i hovedbunden akupunktur ved hjælp af bevægelsesområdet og taleområdet.

- **12 Jing-Well punkter**
  LU-11 (Shaoshang 少商), SP-1 (Yinbai 隐白), HT-9 (Shaochong 少冲), KI-1 (Yongquan 涌泉), P-9 (Zhongchong 中冲), LIV-1 (Dadun 大敦), LI-1 (Shangyang 商阳), ST-45 (Lidui 历兑), SI-1, (Shaoze 少泽), BL-67 (Zhiyin 至阴), SJ-1 (Guanchong 关冲), GB-44 (Zuqiaoyin 足窍阴)

- **Hovedbunden akupunktur**
  Motorområde, teleområde

1-31 Wei Syndrom 痿症 Weizheng

- **Symptomer**
  Wei syndrom er karakteriseret ved muskel slaphed eller atrofi af ekstremiteter med motorisk svækkelse.

1. Varme i Lungerne
   Det sker normalt under eller efter en febersygdom. Manifestationer er feber, hoste, rastløshed, tørstig, sparsom urin, rød tunge med gul belægning, trådet hurtig puls.

2. Fugtig-Varme
   Manifestationerne er kraftig fornemmelse i kroppen, gusten ansigtsfarve, sløvhed, uklar urin, kraftig sved, varm fornemmelse i fodsålerne, gul fedtet belægning på tungen, blød hurtig puls.

3. Mangel på Lever og Nyre
   Manifestationerne er ømhed og svaghed i lændeområdet, sløret syn.

4. Traume
   Kontusion forårsager skade på meridianerne og fører til forsinket Qi og blodcirkulation. Som et resultat er musklerne og senerne dårligt ernærede, tynd hvid tunge belægning, langsom tøvende puls.

- **Behandling**
  Recepter
1. Varme I Lungerne
   - Øvre Lemmer
     LI-15 (Jianyu 肩髃), LI-11 (Quchi 曲池), SJ-5 (Waiguan 外关), LI-4 (Hegu 合谷)

   - Nedre Lemmer

ST-36 (Zusanli 足三里), ST-31 (Biguan 髀关), ST-41 (Jiexi 解溪), GB-30 (Huantiao 环跳), GB-34 (Yanglingquan 阳陵泉) GB-39 (Xuanzhong 悬钟)

2. Fugtig-Varme

BL-20 (Pishu 脾俞), SP-9 (Yinlingquan 阴陵泉)

3. Mangel på Lever og Nyre

BL-18 (Ganshu 肝俞), BL-23 (Shenshu 肾俞), KI-3 (Taixi 太溪)

4. Traume

EX-B2 (Jiaji 夹脊) for rygmarvsskade.

- **Bemærkninger**
  Der ses akut myelitis, progressiv myatrofi, myasthenia gravis, periodisk lammelse og hysterisk lammelse.

- **Blomme Blomster nål**
  Hånd og fodpunkter Yangming-meridianer, EX-B2 (Jiaji 夹脊)

B2. Gynækologi
2-1 Amenoré 闭经 Bijing

- **Symptomer**

1. Blodstasis

Denne type amenoré er kendetegnet ved fravær af menstruation, udspiling og smerter i underlivet som forværres ved presning, men lindres af varme, mørklilla tunge, dyb grov puls.

2. Blodmangel

Denne type amenoré er kendetegnet ved forsinket menstruationsperiode og gradvist faldende i mængden af strømning. Det ledsages af ømhed i lændeområdet og knæ, svimmelhed, løs afføring, hjertebanken, bleg, hvid belægning på tungen, stram, svag puls.

- **Behandling**

Recepter

1. Blodstasis

REN-3 (Zhongji 中极), LI-4 (Hegu 合谷), BL-18 (Ganshu 肝俞), BL-19 (Danshu 胆俞), LIV-2 (Xingjian 行间), LIV-3 (Taichong 太冲), SP-6 (Sanyinjiao 三阴交), SP-10 (Xuehai 血海)

2. Bodmangel

REN-4 (Guanyuan 关元), REN-6 (Qihai 气海), BL-23 (Shenshu 肾俞), BL-18 (Ganshu 肝俞), BL-20 (Pishu 脾俞), ST-36 (Zusanli 足三里), SP-6 (Sanyinjiao 三阴交)

- **Bemærkninger**

Dette refererer til kvinder, der ikke har en oplevelse af at få menstruationsstrøm i en alder af 18, og også kvinder, der er ophørt med at have menstruationsstrøm over tre måneder.

2-2 dysmenoré 痛经 Tongjing

- **Symptomer**

1. Status for Qi og Blod

Denne type er præmenstruelle kramper, der er fast i underlivet.

Udvidende smerter i underlivet med udspiling i brystet og det hypokondriale område, der optræder før eller efter menstruationsstrømmen, ledsaget af dryp af sparsom mørklilla farve med blodklumper, mørklilla tunge, blød puls.

2. Yin Mangel i Lever og Nyre

Denne type smerter i underlivet i det sene stadium af menstruation eller postmenstruation lindres ved at trykke under eller efter menstruationsstrømmen. Det er mild smerte, men vedvarende smerte. Den sparsomme strømning den lyserøde farve, kan ledsages af svimmelhed, hjertebanken, ømhed i lændeområdet og knæene, tynd hvid belægning på tungen, dyb puls.

- **Behandling**
Recepter

1. Status for Qi og Blood

SP-10 (Xuehai 血海), LI-4 (Hegu 合谷), SP-6 (Sanyinjiao 三阴交), LIV-3 (Taichong 太冲)

2. Yin Mangel I Lever og Nyre

REN-4 (Guanyuan 关元), BL-20 (Pishu 脾俞), BL-23 (Senshu 肾俞), ST-36 (Zusanli 足三里), SP-6 (Sanyinjiao 三阴交), BL-18 (Ganshu 肝俞)

- **Bemærkninger**
Det refererer til periodisk smerte, og i alvorligt tilfælde kan det involvere i underlivet, og påvirk lumbosacral området.

2-3 Uregelmæssig menstruation 月经不调 Yuejingbutiao

- **Symptomer**

1. Forud for menstruationsstrømmen

   Flowet er fremskredet mindst syv dage, og det kan have frisk rød eller lilla rød farve. Symptomerne optræder irritabilitet, mundtørhed, nattesved, feberagtige håndflader og såler, rød tunge med mindre belægning, hurtig puls.

2. Forsinket menstruationsstrøm

   Denne tilstand kan være den type mangel eller overskydende faktorer. Mangel forårsaget af mangel på næringsstofblod eller Yang Qi. Overskud forårsaget af stagnation af Qi og blod fra Chong og Ren meridianer, hvilket fører til forsinket menstruationsstrøm.

3. Forstyrrelse af menstruationsstrømmen

   Denne tilstand er for det meste forårsaget af nedsat cirkulation af Qi og blod på grund af stagnation af lever-Qi, mangel på nyre-Qi, og faktorerne er som følelsesmæssig depression, vrede, og som et resultat, bliver det uordentligt menstruations flyde.

- **Behandling**

  Recepter

1. Forud for Menstruationsstrømmen

   REN-6 (Qihai 气海), SP-6 (Sanyinjiao 三阴交), SP-1 (Yinbai 隐白), ST-36 (Zusanli 足三里)

2. Forsinket Menstruationsstrøm

SP-6 (Sanyinjiao 三阴交), SP-8 (Diji 地机), LI-4 (Hegu 合谷), BL-17 (Geshu 膈俞), REN-4 (Guanyua 关元)

3. Forstyrrelse af Menstruationsstrømmen
LIV-3 (Taichong 太冲), SP-6 (Sanyinjiao 三阴交), BL-18 (Ganshu 肝俞), REN-3 (Zhongji 中极)

- **Bemærkninger**
Det refererer til cyklus, varighed, farve, mængde. Disse er relateret til miljøændringer og følelsesmæssig forstyrrelse.

2-4 Infertilitet 不孕症 Buyunzheng

- **Symptomer**

1. Nyre Mangel
Det vedrører uregelmæssige menstruationer og sparsom strøm af lys rød farve. Manifestationerne er tinnitus, svimmelhed, ømhed i lændeområdet og knæet, bleghvid belægning på tungen og dyb, trådet klar puls.

2. Blod Mangel
Det vedrører sparsom strøm af lys rød farve og forsinket menstruation. Manifestationerne er afmagring, svimmelhed, sløvhed, bleg tunge med lille belægning, dyb puls.

3. Kulde i Livmoderen
Det vedrører normal menstruation, men cyklussen forlænges undertiden med mørke blodpropper. Manifestationerne er kolde lemmer, smerter i underlivet,

rigelig urin, bleg tunge med hvid belægning og dyb langsom puls.

4. Slim-Fugt Tilbageholdelse

Det vedrører en overvægtig konstitution, langvarig cyklus, kraftig klæbrig leukorré, svimmelhed, hjertebanken, hvid klæbrig belægning på tungen og blød glat puls.

- **Behandling**

  Recepter

1. Nyre Mangel

   DU-4 (Mingmen 命门), BL-23 (Shenshu 肾俞), SP-6 (Sanyinjiao 三阴交), KI-3 (Taixi 太溪)

2. Blod Mangel

   SP-6 (Sanyinjiao 三阴交), REN-6 (Qihai 气海), ST-36 (Zusanli 足三里), EX-CA1 (Zigong 子宫)

3. Kulde i Livmoderen

   DU-4 (Mingmen 命门), REN-4 (Guanyuan 关元), EX-CA1 (Zigong 子宫), Moxibution

4. Slim-Fugt Tilbageholdelse

   REN-3 (Zhongji 中极), SP-6 (Sanyinjiao 三阴交), SP-8 (Diji 地极), ST-30 (Qichong 气冲), ST-40 (Fenlong 丰隆)

2-5 Utilstrækkelig Mælkedannelse 乳汁少 Ruzhishao

- **Symptomer**

1. Qi og Blod Mangel

    Det er kendetegnet ved sparsom eller fravær af mælk efter fødslen eller fald i mængden under amning. Brysterne føles bløde uden spænding. Manifestationerne er løs afføring, slaphed, anoreksi, bleg tunge med mindre belægning og meget svag puls.

2. Lever Qi Stagnation

    Der er insufficiens eller fravær af mælkeproduktion og forekomst af anoreksi, hypokondriak smerte, fylde i brystet, følelsesmæssig depression, irritabilitet, tynd gul tunge, grov, hurtig puls.

- **Behandling**

    Recepter

1. Qi og Blod Mangel

    ST-18 (Rugen 乳根), SI-1 (Shaoze 少泽), REN-17 (Shanzhong 膻中), BL-20 (Pishu 脾俞, ST-36 (Zusanli 足三里)

2. Lever Qi Stagnation

    P-6 (Neiguan 内关), LIV-14 (Qimen 气门), ST-18 (Rugen 乳根), REN-17(Shanzhong 膻中), SI-1 (Shaozeshao 少泽)

- **Bemærkninger**

    I TCM omdannes mælk fra Qi og Blod.

2-6 Leukorrhea 带下 Daixia

- **Symptomer**
  Leukorrhea kan differentieres som hvid eller gul udflåd.

1. Milt Mangel

   Hvid eller svagt gullig af klæbrig kvalitet uden dårlig lugt. Manifestationerne er løs afføring, gusten teint, slaphed, bleg tunge med klæbrig belægning og langsom svag puls.

2. Nyre Mangel

   Der kan være meget udledning af hvid og tynd kvalitet ledsaget af ømhed i lændeområdet, løs afføring, hyppig vandladning, bleg tunge med hvid belægning og dyb langsom puls.

3. Fugt-Varme Tilbageholdelse

   Det er gult udflåd med dårlig lugt og ledsaget af kløe i vagina, sparsom vandladning, tørst, klæbrig gul tunge og hurtig glat puls.

- **Behandling**
  Recepter

1. Milt Mangel

   GB-26 (Daimai 带脉), SP-6 (Sanyinjiao 三阴交), REN-6 (Qihai 气海), BL-30 (Baihuanshu 白环俞)

2. Nyre Mangel

   GB-26 (Daimai 带脉), SP-6 (Sanyinjiao 三阴交), REN-6 (Qihai 气海), REN-4 (Guanyuan 关元), BL-23 (Senshu 肾俞), KI-6 (Zhaohai 照海), ST-36 (Zusanli 足三里)

3. Fugt-Varme Tilbageholdelse
   GB-26 (Daimai 带脉), SP-6 (Sanyinjiao 三阴交), REN-6
   (Qihai 气海), SP-9 (Yinlingquan 阴陵泉), LIV-2 (Xingjian
   行间), GB-39 (Xuanzhong 悬钟), BL-32 (Ciliao 次髎),
   REN-3 (Zhonji 中极)

- **Bemærkninger**
  Det refererer til hvid udledning af en unormal farve,
  kvalitet og lugt.

2-7 Morgensygdom 孕吐 Yuntu

- **Symptomer**

1. Milt og Mavesvigt
   Det er kendetegnet ved udspiling i hypokondriak
   regionen med kvalme, opkastning kan finde sted lige
   efter fødeindtagelse eller lugt af mad. Symptomerne
   ledsages af svimmelhed, sløvhed, åndenød,
   hjertebanken, bleg tunge med hvid klæbrig belægning
   og langsom glat puls.

2. Lever og Mave Inkoordination
   Det er kendetegnet ved opkastning af bitter eller sur
   væske. Symptomerne er fylde i brystet, smerter i
   hypochondriac-regionen, bøvsen, svimmelhed,
   overdreven tørst, bitter smag i munden, bleg tunge og
   grov glat puls.

- **Behandling**
Recepter
1. Milt og Mavesvigt
    ST-36 (Zusanli 足三里), P-6 (Neiguan 内关), REN-12 (Zhongwan 中脘), SP-4 (Gongsun 公孙) , BL-21 (Weishu 胃俞)

2. Lever og Mave Inkoordination
    REN-12 (Zhongwan 中脘), ST-36 (Zusanli 足三里) LIV-3 (Taichong 太冲), P-6 (Neiguan 内关)

- **Bemærkninger**
Morgenkvalme, der er gravid obstruktion, såsom opkastning. Det er den tidlige reaktion under graviditeten i de første tre måneder.

2-8 Fejlagtig placering af fosteret 胎位不正 Taiweibuzheng

- **Symptomer**

Fejlagtig placering af fosteret betyder, at fosteret er i en unormal position i livmoderen efter tredive ugers graviditet. Det ses ofte hos multipara eller gravide kvinder, der har sløvhed i bugvæggen.

- **Behandling**
Recepter
BL-67 (Zhiyi 至阴) med Moxibustion i 15 minutter 1-2 gange hver dag, indtil fostrets position er normal.

- **Bemærkninger**
  Behandling i siddestilling på stolen eller liggende. Ifølge rapportens historie viser 80% af succesraten.

2-9 Metrorrhagia 出血性 Chuxiexing

- **Symptomer**

1. Milt Mangel
   Pludselig voldsom metrorragi er sparsom blødning i lyserød farve, slaphed, åndenød, dårlig appetit, løs afføring, bleg tunge med tynd hvid belægning og meget svag puls.

2. Nyre Mangel
   Symptomerne inkluderer overflod af dryppende blødning med lyserød farve, kolde lemmer, ømhed i lænden og knæene, bleg tunge med hvid belægning og dyb puls.

3. Blod Varme Tilbageholdelse
   Manifestationerne er dyb rød farve, rastløshed, tørst, forstoppelse, rød tunge med gul fedtet belægning og hurtig fuld puls.

- **Behandling**
  Recepter
  REN-4 (Guanyuan 关元), SP-1 (Yinbai 隠白), SP-6 (Sanyinjiao 三阴交)

1. Milt Mangel
   ST-36 (Zusanli 足三里), BL-20 (Pishu 脾俞)
2. Nyre Mangel
   KI-3 (Taixi 太溪)
3. Blod Varme Tilbageholdelse
   SP-10 (Xuehai 血海), LIV-2 (Xingjian 行间)

- **Bemærkninger**
  Metrorrhagia refererer til livmodertypen, der bløder irrelevant for den normale menstruation.

2-10 Overgangsalder 绝经 Juejing

Det ses normalt hos en kvinde, der er omkring 55 år gammel, og i perioden før eller efter ophør.

- **Symptomer**

  Manifestationerne er pludseligt ophør eller menstruationsforstyrrelser og rødmen i ansigtet, slaphed, svedtendens, sløvhed, depression, irritabilitet, søvnløshed, hjertebanken.

- **Behandling**
  Recepter
  ST-36 (Zusanli 足三里), SP-6 (Sanyinjiao 三阴交), LIV-3 (Taichong 太冲), P-6 (Neiguan 内关), HT-5 (Tongli 通里)

C3. Kirurgisk og dermatologisk sygdom

3-1 Bumser 痤疮 Cuochuang

- **Symptomer**

  Bumser er de fleste tilfælde i ansigtet, som kan frigive hvide legemer efter klemning. Dette følger af dannelsen af små pustler med let varierende feber, kløe og smertefølelse.

- **Behandling**

  Recepter
  SP-6 (Sanyinjiao 三阴交), LIV-3 (taichong 太冲), LI-4 (Hegu 合谷), LI-11 (Quchi 曲池), GB-20 (Fengchi 凤池), BL-13 (Feishu 肺俞), DU-10 (Lingtai 灵台)

- **Bemærkninger**

  Bumser er for det meste forårsaget af varme i huden, såsom vindvarme og tilbageholdelse af varme.

3-2 Eksem 湿疹 Shizhen

- **Symptomer**

1. Akut

   Det er kendetegnet ved en hurtig begyndelse af erytem. Klyngerne og flagerne kan gå i stykker ved at kradse, og det kan blive til svær kløe, rød tunge med klæbrig belægning og hurtig glat puls.

2. Kronisk

Efter gentagen angrebende eksem i lang tid kan det være forårsaget af blodmangel. Manifestationerne er ruhed af huden, rød tunge med mindre belægning og hurtig svag puls.

- **Behandling**
Recepter

1. Akut

DU-14 (Dazhui 大椎), LI-11 (Quchi 气海), SP-6 (Sanyinjiao 三阴交), SP-9 (Yinlingquan 阴陵泉), DU-10 (Lingtai 灵台)

2. Kronisk

SP-6 (Sanyinjiao 三阴交), SP-10 (Xuehai 血海), ST-36 (Zusanli 足三里), LIV-3 (Taichong 太冲), BL-17 (Geshu 膈俞), DU-10 (Lingtai 灵台)

3-3 Struma 甲状腺肿 Jiazhuangxianzhong/Qiying 气瘿

Struma er karakteriseret ved en forstørrelse af skjoldbruskkirtlen, der forårsager hævelse i den forreste del af halsen.

- **Symptomer**

Hævelse i halsen, som kan ledsages af tilstoppelse i brystet, hjertebanken, åndenød, blød, rullende puls.

- **Behandling**
  Recepter
  REN-22 (Tiantu 天突), SJ-17 (Yifeng 翳风), LI-4 (Hegu 合谷), ST-40 (Fenglong 丰隆), ST-36 (Zusanli 足三里), LI-17 (Tianding 天鼎), SI-17 (Tianrong 天容), SJ-13 (Naohui 臑会)

- **Bemærkninger**
  Det kan være forårsaget af angst eller mental depression, som fører til stagnation af Qi og akkumulerer væskedannende slim.

3-4 Helvedesild 带状疱疹 Daizhuangpaozhen

Det er kendt som varmeudslæt, og det påvirker for det meste lændeområdet.

- **Symptomer**

  Der forekommer hovedsageligt små vesikler, såsom perler, der hovedsagelig dannes i lændeområdet og i taljen med rødfarvede blærer. Manifestationerne er brændende smerte fornemmelse.

- **Behandling**
  Recepter

LI-11 (Quchi 曲池), SP-10 (Xuehai 血海), BL-40 (Weizhong 委中), EX-B2 (Jiaji 夹脊), GB-34 (Yanglingquan 阳陵泉)

Tilføjelse: Efter type

1. Vind-Varme Type

LIV-2 (Xingjian 行间), LIV-3 (Taichong 太冲), GB-44 (Zuqiaoyin 足窍阴), GB-41 (Zulinqi 足临泣), DU-10 (Lingtai 灵台), SJ-6 (Zhigou 支沟)

2. Fugtig-Varme Type

SP-4 (Gongsun 公孙), SJ-5 (Waiguan 外关), ST-44 (Neiting 内庭), ST-36 (Zusanli 足三里), GB-43 (Xiaxi 侠溪)

3-5 brok 疝 Shan

- **Symptomer**
  Manifestationerne er smerter i testikler, underliv, hævelse og trækkende fornemmelse af pungen.

1. Kulde Brok
2. Fugtig Varme Brok

- **Behandling**
  Recepter
  LIV-3 (Taichong 太冲), REN-3 (Zhongji 中极), REN-4 (Guanyuan 关元), SP-6 (Sanyinjiao 三阴交)

(1) Øvre punkt og nedre punkt

ST-36 (Zusanli 足三里), LI-11 (Quchi 曲池), SP-12 (Chongmen 冲门), SP-6 (Sanyinjiao 三阴交)

(2) Lever punkt
REN-6 (Qihai 气海), SP-6 (Sanyinjiao 三阴交), KI-3 (Taixi 太溪), LIV-1 (Dadun 大敦)
(3) Punkt Zhishanxue (0.5 cun forreste til KI-6 (Zhaohai 照海)

- **Bemærkninger**
Moxibustion: punkt LIV-1 (Dadun 大敦), SJ-4 (Yangchi 阳池), M-CA-23 (Sanjiaojiu)Triangular Moxibution

3-6 Hæmorroider 痔疮 Zhichuang

Det refererer til hævede eller små muskelstykker, der er udsat for anus internt eller eksternt.

- **Symptomer**

1. Indvendige Hæmorroider

Fugt-Varme Tilbageholdelse:
Det involverer smerter i anus og små bløde hævede vener i frisk rød eller purpur grøn farve. Manifestationerne er feber fornemmelse i anus, forstoppelse, rød tunge og hurtig puls.
Qi-mangel:
Manifestation, bleg hud, åndenød, dårlig appetit, ingen energi, prolaps af hævede vener, bleg tunge og svag trådet puls.

2. Eksterne Hæmorroider

Manifestationerne er synlige hævede vener med stor størrelse og hård i naturen. Det kan være forårsaget af langvarig siddende, langvarig stående og anus friktion, som ikke indebærer blødning.

- **Behandling**
Recepter

1. Fugtig-Varme Tilbageholdelse

LI-4 (Hegu 合谷), LI-11 (Quchi 曲池), LU-6 (Kongzui 孔最), BL-57 (Chengshan 承山), P-4 (Ximen 郄门), EX-UE-2 (Erbai 二白), DU-20 (Baihui 百会), SP-5 (Shangqiu 商丘)

2. Qi Mangel

LU-6 (Kongzui 孔最), REN-6 (Qihai 气海), DU-20 (Baihui 百会), BL-57 (Chengshan 承山) , P-4 (Ximen 郄门), BL-30 (Baihuanshu 白环俞)

- **Bemækninger**
Moxibution med punkt DU-20 (Baihui 白会), REN-6 (Qihai 气海)

3-7 Hælsmerter 脚跟痛 Jiaogentong

- **Symptomer**

Manifestationerne er hovedsageligt forstuvning, smerter som opstår skaber ved hælkontakt med jorden og vanskeligt at gå.

- **Behandling**
Recepter

ST-7 (Xiaguan 下关), K-3 (Taixi 太溪), Ashi (啊是)punkter
- **Bemærkninger**
Alternativ: Rul en tennisbold frem og tilbage med fodsålen mange gange.

3-8 Halsforstuvning 颈扭伤 Jingniushang

Halsforstuvning er kendetegnet ved at det er vanskeligt dreje halsen.

- **Symptomer**

Manifestationerne er, at de fleste patienter har begrænset bevægelse og vanskeligheder med at vende sig mod anden og bagside, og det kan udstråle mod skulder og arm, men ingen hævelse og rødme på huden, tynd hvid tunge og wiry spændt puls.

- **Behandling**
Recepter
GB-20 (Fengchi 凤池), DU-14 (Dazhui 大椎), SI-3 (Houxi 后溪), SI-14 (Jianwaishu 肩外俞), BL-10 (Tianzhu 天杼), GB-21 (Jianjing 肩井)

3-9 Psoriasis 银屑病 Yinxiebing

Det refererer til en kronisk hudtilstand, der er karakteriseret ved gentagen skællet dermatose og har nogle tørre sølv farvet hvide skæl dækket.

- **Symptomer**

1. Fugtig Varme med Vind
    Manifestationerne er, rød tunge med gul fedtet
    belægning på tungen og hurtig blød puls.

2. Blodmangel med Tør Vind
    Manifestationerne er, rød tunge med hvid belægning og
    trådet svag puls.

- **Behandling**
    Prescription

1. Fugtig Varme med Vind
    Li-4 (Hegu 合谷), LI-11 (Quchi 曲池), GB-20 (Fengchi 凤
    池), BL-17 (Geshu 膈俞), SP-9 (Yinlingquan 阴陵泉), SP-3
    (Taibai 太白), ST-9 (Renying 人迎)

2. Blodmangel med Tør Vind
    LI-4 (Hegu 合谷), LI-11 (Quchi 曲池), SP-6 (Sanyinjiao 三
    阴交), SP-10 (Xuehai 血海), ST-9 (Renying 人迎), ST-36
    (Zusanli 足三里)

3-10 Tennisalbue

Dette sker undertiden, når sportsmandens
spillerketcher med rotation af underarmen og bøjning af
albueleddet.

- **Symptomer**
    Manifestationerne er udsat for kulde- og vindangreb i
    underarmen, smerter på albuens laterale side, og det er
    mere smertefuldt at strække eller dreje albuen.

- **Behandling**

Recepter
LI-11 (Quchi 曲池), LI-12 (Zhouliao 肘髎), Ashi point, GB
34 (Yanglingquan 阳陵泉)

3-11 Urticaria 荨麻疹 Xunmazhen

Det er pludselig begyndende med kløende flad-toppede
vabler af forskellig størrelse på huden. I TCM kalder det
Vind vabel.

- **Symptomer**
1. Vind Varme
   Manifestationerne er røde udslæt, svær kløe, hurtig
   puls.

2. Vind Fugt
   Manifestationerne er lyserøde eller hvide udslæt
   overfladisk og hurtig puls.

3. Akkumulering af Varme i Maven og Tarmen
   Manifestationerne er røde udslæt, mavesmerter,
   forstoppelse, diarré, tynd gul tungeovertræk og hurtig
   puls.

- **Behandling**
  Recepter
  SP-6 (Sanyinjiao 三阴交), SP-10 (Xuehai 血海), LI-11
  (Quchi 曲池), LI-4 (Hegu 合谷), ST-36 (Zusanli 足三里),
  BL-40 (Weizhong 委中), SP-9 (Yinlingquan 阴陵泉)

D4. Pædiatriske sygdomme
4-1 Enuresis 遗尿症 Yiniaozheng

Det refererer til ufrivillig udledning af et barns urin. Det sker tilfældigt under søvn.

- **Symptomer**

Det kan ske i flere nætter under søvn. Manifestationerne er sløvhed, dårlig appetit.

- **Behandling**
Recepter
REN-3 (Zhongji 中极), REN-4 (Guanyuan 关元), BL-23 (Shenshu 肾俞), SP-6 (Sanyinjiao 三阴交), ST-36 (Zusanli 足三里)

- **Bemærkninger**
Moxibution kan anvendes.

4-2 Infantil krampe 小儿惊风 Xiaoerjingfeng

Spædbørn er ikke fysisk udviklede, og de er mentalt svage.

- **Symptomer**
1. Akut Krampe
Manifestationerne er høj feber, sammenpressede kæber, opadvendt stirrende øjne, sammentrækning, raslen, hurtig og grov puls.

2. Kronisk Krampe

Manifestationerne er bleghed, slaphed, afmagring, intermitterende kramper, løs afføring, klar urin, svag puls.

- **Behandling**
Recepter
LI-11 (Quchi 曲池), DU-26 (Renzhong 人中, Shuigou 水沟), EX-UE-11 (Shixuan 十宣)

1. Punkter for forskellige symptomer og tegn.
Langvarige Kramper:
LIV-2 (Xingjian 行间), GB-34 (Yanglingquan 阳陵泉), BL-60 (Kunlun 昆仑), SI-3 (Houxi 后溪)
Høj Feber:
LI-4 (Hegu 合谷), DU-14 (Dazhui 大椎)
Koma:
KI-1 (Yongquan 涌泉), P-8 (Laogong 劳宫)

- **Bemærkninger**
Punkt EX-UE-11 (Shixuan 十 宣) lokaliseres på spidserne af de ti fingre, 0,1 cun distalt til neglenes ende.

4-3 Infantil Diarré 小儿腹泻 Xiaoerfuxie

Det er en almindelig pædiatrisk sygdom, der hovedsagelig manifesteres ved hyppig afføring, vandig afføring. Det kan forekomme på enhver årstid, men forekommer oftest om sommeren og efteråret.

- **Symptomer**

1. Kulde-Fugtig

Afføringen er vandig, mavesmerter ledsaget af modvilje mod kulde, bleg tunge med tynd belægning og tynd dyb puls.

2. Fugtig-Varme

Manifestationerne er gul afføring, vandig, feberagtig fornemmelse, gul og fedtet tungeovertræk, glat hurtig puls.

3. Mad Tilbageholdelse

Manifestationerne er epigastrisk oppustet mave, der lindres ved afføring, dårlig appetit, opkastning, tyk gul fedtet tungeovertræk, fuld glat puls.

4. Yang Mangel

Det er kendetegnet ved vandig afføring, kolde lemmer, dårligt humør, bleg tunge med hvid belægning og meget svag puls.

- **Behandling**

Recepter

REN-12 (Zhongwan 中脘), ST-25 (Tianshu 天枢), ST-37 (Shangjuxu 上巨虚), EX-UE10 (Sifeng 四缝)

1. Kulde-Fugtig

REN12 (Zhongwan 中脘), ST-36 (Zusanli 足三里), ST-25 (Tianshu 天枢), REN-8 (Shenque 神阙), REN-4 (Guanyuan 关元)

2. Fugtig-Varme

ST-25 (Tianshu 天枢), REN-12 (Zhongwan 中脘), ST-36 (Zusanli 足三里), ST-44 (Neiting 内庭), LI-11 (Quchi 曲池)

3. Mad Tilbageholdelse

REN-12 (Zhongwan 中脘), ST-25 (Tianshu 天枢), ST-36 (Zusanli 足三里), REN-6 (Qihai 气海), ST-44 (Neiting 内庭)

4. Yang Mangel

DU-20 (Baihuibaihui 百会), ST-36 (Zusanli 足三里), REN-12 (Zhongwan 中脘), BL-20 (Pishu 脾俞), BL-23 (Shenshu 肾俞), LIV-13 (Zhangmen 章门)

- **Bemærkninger**

  I tilfælde af forkølelse, tilføj punkt LI-4 (Hegu 合谷).

4-4 Børne lammelse 小儿麻痹 Xiaoermabi

Det skyldes invasion af epidemiske patogene faktorer, der skader meridianerne.

- **Symptomer**

Lammelse kan være en del af kroppen, især underbenet, og der er muskelatrofi af den berørte del med deformation af krop.

- **Behandling**

Recepter

Lammelse i Øvre Lemmer:

LI-11 (Quchi 曲池), LI-4 (Hegu 合谷), LI-15 (Jianyu 肩髃), DU-14 (Dazhui 大椎), BL-10 (Tianzhu 天杼), SJ-5 (Waiguan 外关)

Lammelse i Under Lemmer:
ST-36 (Zusanli 足三里), ST-41 (Jiexi 解溪), GB-30 (Huantiao 环跳), GB-34 (Yanglingquan 阳陵泉), GB-39 (Xuanzhong 悬钟), ST-31 (Biguan 髀关), BL-60 (Kunlun 昆仑), SP-6 (Sanyinjiao 三阴交)

Lammelse i Mavemusklerne:
ST-25 (Tianshu 天枢), ST-21 (Liangmen 梁门), REN-4 (Guanyuan 关元), GB-26 (Daimai 带脉)

Hånd Lammelse:
SI-3 (Houxi 后溪), LI-5 (Yangxi 阳溪), SJ-4 (Yangchi 阳池), SJ-9 (Sidu 四读), HT-3 (Shaohai 少海)

4-5 Infantil Feber 小儿发热 Xiaoerfare

- **Symptomer**
  Det skyldes ofte angreb af eksogen patogen vind og forkert indtag af mad og mælk med fastholdelse af mad i det indre.
1. Invaderende Lunge og Mave
2. Påvirker Blod ved patogen Varme

- **Behandling**
  Recepter

LI-4 (Dazhui 大椎), LI-11 (Quchi 曲池), GB-20 (Fengchi 凤池), SJ-1 (Guanchong 关冲)

Opkastning og Kvalme
tilføj P-6 (Neiguan 内关)

- **Bemærkninger**
  Tilføj øreakupunktur.
- **Øreakupunktur**
  Shenmen, Sympatisk, Lunge, Øre Apex, Luftrør, Tonsil, Hals, Milt, Tyktarm

E5. Sygdomme i Øjne, Ører, Næse og Hals

5-1 Grå Stær 白内障 Baineizhang

Dette er delt i Medfødt og Erhvervet.

- **Symptomer**
(1) Medfødt
(2) Erhvervet
  Dette påvirker hovedsageligt personer over 50 år og er karakteriseret ved kronisk lidelse i begge øjne. Det forårsager mangel i Lever, Nyre, Milt, Mave, Yin mangel og er svigt i essensen og blodet for at forhindre underernæring i øjnene.

- **Behandling**
  Recepter

BL-1 (Jingming 睛明), GB-14 (Yangbai 阳白), GB-20 (Fengchi 凤池), LI-4 (Hegu 合谷), EX-HN7 (Qiuhou 球后), EX-HN5 (Taiyang 太阳), EX-HN14 (Yiming 翳明), LI-14 (Binao 臂臑), GB-1 (Tongziliao 瞳子髎), SJ-17 (Yifeng 翳风), GB37 (Guangming 光明), ST-36 (Zusanli 足三里), BL-18 (Ganshu 肝俞), BL-23 (Shenshu 肾俞)

- **Bemærkninger**

  Øreakupunktur: Øjenregion, Lever, Nyre, Binyrerne, Hjerte, Sympatisk Nerve.

5-2 Konjunktivitis 结膜炎 Jiemoyan

Overbelastning, hævelse og smerter i øjet ved akut.

- **Symptomer**

  Invasion for eksogen vindvarme.
  Manifestationerne er hævelse og smerte , brændende fornemmelse i øjenlågene, og dette er forårsaget af overdreven ild i leveren og galdeblæren, bitter smag i munden, svimmelhed, rød tunge med gul belægning og hurtig blød puls.

- **Behandling**
  Recepter
  LIV-2 (Xingjian 行间), LI-4 (Hegu 合谷), LI-11 (Quchi 曲池), EX-HN5 (Taiyang 太阳), DU-23 (Shangxing 上星), GB-20 (Fengchi 凤池), GB-43 (Xiaxi 侠溪), LU-11

(Shaoshang 少商), BL-1 (Jingming 睛明), LIV-3 (Taichong 太冲), GB-37 (Guangming 关明)

- **Bemærkninger**
  Øreakupunktur: Ørezone

5-3 Døvhed og Stumhed 聋哑 Longya

Døvhed er årsagen til stumhed, og stumhed er mest relateret til et fuldstændigt høretab.

- **Symptomer**
  Disse henvises til fuldstændigt høretab.

- **Behandling**
  Recepter
  GB-8 (Shuaigu 率谷), GB-5 (Xuanlu 悬颅), GB-9 (Tianchong 天冲), GB-2 (Tinghui 听会), SJ-3 (Zhongzhu 中诸), GB-34 (Yanglingquan 阳陵泉), DU-15 (Yamen 哑门), SI-19 (Tinggong 听宫)

5-4 Epistaxis 鼻衄 Binü

Det refererer til næseblødning.

- **Symptomer**
1. Lunge Varme
   Manifestationerne er dryppende blod ved tør næse, mundtørhed, feber, hoste, rød tunge med tynd hvid belægning og hurtig overfladisk puls.

2. Mave Varme

> Manifestationerne er dyb rød farve, tør hals, forstoppelse, sparsom urin, rød tunge med gul belægning og hurtig overfladisk puls.

3. Yin Mangel på Lever og Nyre

> Manifestationerne er tør næse, feber, hoste, rød tunge med tynd hvid belægning og hurtig overfladisk puls.

- **Behandling**

Recepter

1. Lunge Varme

> LI-4 (Hegu 合谷), LU-11 (Shaoshang 少阳), LI-20 (Yingxiang 迎香), GB-20 (Fengchi 凤池)

2. Mave Varme

> LI-4 (Hegu 合谷), LI-20 (Yingxiang 迎香), DU-23 (Shangxing 上星), ST-45 (Lidui 厉兑), ST-44 (Neiting 内庭)

3. Yin Mangel på Lever og Nyre

> KI-3 (Taixi 太溪), LIV-3 (Taichong 太冲), BL-7 (Tongtian 通天), BL-58 (Feiyang 飞扬)

- **Bemærkninger**

Epistaxis refererer til næseblødning forårsaget af traumatiske skader.

5-5 Glaukom 青光眼 Qingguangyan

Det er forårsaget af en følelse, der førte til brand i leveren og galdeblæren, der flammede op i øjnene, som væsken ikke kunne fungere ordentligt.

- **Symptomer**

Manifestationerne er hovedpine, udspilning af øjnene, opkastning, overbelastet bindehinde, uklarhed og til sidst øget optisk atrofi og blindhed.

1. Primær Glaukom-Type
2. Sekundær Glaukom-Type

- **Behandong**
  Recepter
  LI-4 (Hegu 合谷), LIV-3 (Taichong 太冲), BL-2 (Zanzhu 攒竹), BL-19 (Danshu 胆俞), BL-17 (Geshu 膈俞), BL-23 (Shenshu 肾俞), GB-20 (Fengchi 凤池), KI-3 (Taixi 太溪), SP-6 (Sanyinjiao 三阴交), BL-18 (Ganshu 肝俞)

- **Bemærkninger**
  Øreakupunktur: Øjezone, Lever, Hjerte, Øre Apex, Hypertensiv rille.

5-6 Nærsynethed 近视 Jinshi

Det er kendetegnet ved, at øjnene kan se genstande i nærheden, men ikke fjerne.

- **Symptomer**

Det er klart for nærliggende objekter, men sløret syn for fjerntliggende, hvilket kan være ledsaget af tinnitus, søvnløshed, svimmelhed, bleg tunge og meget svag puls.

- **Behandling**
  Recepter
  GB1 (Jingming 睛明), ST-1 (Chengqi 承泣), GB-20 (Fengchi凤池), GB-37 (Guangming光明), BL-18 (Ganshu 肝俞), BL-23 (Shenshu 肾俞)

- **Bemærkninger**
  Øreakupunktur: Øjezone plus Lever, Nyre Sympatisk punkt.

5-7 Ottis Media 中耳炎 Zhongeryan

Det er kendetegnet ved smerter i øret og sekretion af pus fra øret.

- **Symptomer**

1. Patogen Vind-Varme Invasion
   Manifestationerne er feber, hovedpine og dårlig lugt vil strømme ud fra øret, rød tunge med gul belægning og hurtig grov puls.

2. Tilbageholdelse af Fugt
   Der flyder en dårlig lugt, svimmelhed, tinnitus, bleg tunge med hvid belægning og svag, meget svag puls.

- **Behandling**

Recepter
1. Patogen Vind-Varme Invasion
   LI-4 (Hegu 合谷), LIV-2 (Xingjian 行间), GB-20 (Fengchi 凤池), GB-12 (Wangu 完骨), SJ-1 (Guanchong 关冲), Ear apex

2. Tilbageholdelse af Fugt
   ST-36 (Zusanli 足三里), SP-9 (Yinlingquan 阴陵泉), SJ-17 (Yifeng 翳风), SP-1 (Yinbai 隐白)

- **Bemærkninger**
  Øreakupunktur: Øre Apex, Nyre, Nakkeben, Ydre Øre

5-8 Optisk atrofi 视神经萎缩 Shishenjingweisuo

Dette er en kronisk øjenlidelse ved gradvis degeneration af synet.

- **Symptomer**

1. Mangel på Lever og Nyre
   Manifestationerne er svimmelhed, tinnitus, tørhed i øjet, sløret syn, lændesmerter, rød tunge med sparsom belægning, svag puls.

2. Qi og Blodmangel
   Manifestationerne er sløvhed, løs afføring, sløret syn, åndedrætssvaghed, bleg tunge med tynd belægning, meget svag puls.

- **Behandling**

Recepter
GB-20 (Fengchi 风池), BL-1 (Jingming 睛明), GB-37
(Guangming 光明), EX、HN7 (Qiuhou 球后)

1. Mangel på Lever og Nyre
    BL-23 (Shenshu 肾俞), BL-18 (Ganshu 肝俞), LIV-3
    (Taicong 太冲), KI-3 (Taixi 太溪)
2. Qi og Bodmangel
    SP-6 (Sanyinjiao 三阴交), ST-36 (Zusanli 足三里), LIV-14
    (Qimen 期门), LIV-3 (Taichong 太冲), GB-34
    (Yanlingquan 阳陵泉)

5-9 Rhinitis 鼻炎 Biyan

Dette er ved obstruktion og sekretion i næsen.

- **Symptomer**

Dette er induceret af den eksogene Vind-Kulde eller
Vind-Varme, forkert diæt, og manifestationerne er
næsesekretion af tyk og gul slimhinde.

- **Behandling**
Recepter
LI-4 (Hegu 合谷), LI-11 (Quchi 曲池), LI-20 (Yingxiang 迎
香), DU-14 (Dazhui 大椎), DU-23 (Shangxing 上星), DU-
25 (Suliao 素髎), LU-7 ((Lieque 列缺), BL-7 (Tongtian 通
天), SP-6 (Sanyinjiao 三阴交)

- **Bemærkninger**

Tilføj Øreakupunktur, næseområde (indre, ydre) Endokrin, Binyrerne, Lunge.

5-10 ondt i halsen 咽喉肿痛 Yanhouzhongtong

Det ligner halsbetændelse.

- **Symptomer**

1. Overskydende Varme

   Dette er pludselig indtræden med feber, hovedpine, smerter i halsen, forstoppelse, tørst, rød tunge med tynd gul belægning, overfladisk hurtig puls.

2. Mangelfuld Varme

   Gradvis indtræden uden feber, tør hals, feber i håndflader og såler, rød ubestrøget tunge og trådet puls.

- **Behandling**

  Recepter

1. Overskydende Varme

   LU-11 (Shaoshang 少商), LI-4 (Hegu 合谷), ST-44 (Neiting 内庭), SI-17 (Tianrong 天容), GB-20 (Fengchi 凤池), LU-7 (Lieque 列缺)

2. Mangelfuld Varme

   KI-3 (Taixi 太溪), LU-7 (Lieque 列缺), LU-10 (Yuji 鱼际), KI-6 (Zhaohai 照海)

- **Bemærkninger**

Øreakupunktur: Hals, Lunge Mandel, Helix område 1-6.

5-11 Tinnitus og døvhed 耳鸣 耳聋 Erming Erlong

Tinnitus er kendetegnet ved kontinuerlig ringning for øret, og døvhed refererer til høretab og lav grad af hørelse.

- **Symptomer**

1. Overskydende Lever og Galdeblære

Tinnitus: Det ringer kontinuerligt i øret, og der er ingen lindring.
Døvhed: Pludselig døvhed.
Manifestationerne er irritabilitet, tung fornemmelse af hovedet, bitter smag i munden, rød tunge med gul belægning hurtig grov puls.

2. Mangel på Nyre Essens

Tinnitus: Det er intermitterende ringning, og det forværres efter stress og belastning, men det lindres af tryk.
Døvhed: Det intensiveres gradvist døvhed.
Manifestationerne er svimmelhed, slaphed, lændesmerter, søvnløshed, rød tunge med lidt belægning og meget svag puls.

- **Behandling**
  Recepter
1. Overskydende Lever og Galdeblære

SJ-17 (Yifeng 翳风), GB-2 (Tinghui 听会), SJ-3 (Zhongzhu 中诸), SJ-21 (Ermen 耳门), GB-43 (Xiaxi 侠溪), LIV-2 (Xingjian 行间), GB-41 (Zulinqi 足临泣), SJ-5 (Waiguan 外关)

2. Mangel på Nyre Essens

BL-23 (Shenshu 肾俞), KI-3 (Taixi 太溪), SJ-17 (Yifeng 翳风), SJ-3 (Zhongzhu 中杼), GB-2 (Tinghui 听会), DU-4 (Mingmen 命门), REN-4 (Guanyuan 关元), SP-6 (Sanyinjiao 三阴交)

- **Bemærkninger**
  Hovedbund Akupunktur: Høreområde

5-12 Tandpine 齿痛 Chitong

- **Symptomer**

1. Vind-Varme
   Tandpine følger hævelse, smerte, præference for kold mad, feber, forstoppelse, rød tunge med hvid belægning og hurtig puls.

2. Nyre-Mangel
   Tandpine følger intermitterende smerter, løse tænder, rød tunge og hurtig svag puls.

- **Behandling**
  Recepter

1. Vind-Varme
   ST-44 (Neiting 内庭), GB-20 (Fengchi 凤池), LI-4 (Hegu 合谷), ST-6 (Jiache 颊车), ST-7 (Xiaguan 下关)

2. Nyre-Mangel
   KI-3 (Taixi 太溪), LI-4 (Hegu 合谷), ST-6 (Jiach 颊车), ST-7 (Xiaguan 下关)

5-13 Trigeminal Neuralgia 三叉神经痛 Sanchashenjingtong

Trigeminale nerver er opdelt i tre typer, som er supraorbital, maksillær og mandibular.

- **Symptomer**
  Det manifesteres ved pludselig begyndelse af ansigtssmerter, forekommer i forbigående paroxysmer, og ligesom at skære, brænde og stikke, som varer i få sekunder eller få minutter og flere gange om dagen. Det ledsages af lokal krampe, lakrimation og spyt.

- **Behandling**
  Recepter
(1) Hovedpunkter:
   ST-44 (Neiting 内庭), LI-4 (Hegu 合谷), ST-7 (Xiaguan 下关)
(2) Kombiner derefter de andre punkter i henhold til forskellige symptomer og smerteplacering.
   ST-2 (Sibai 四白), ST-6 (Jiache 颊车), ST-4 (Dicang 地仓), REN-24 (Chengjian 承浆), GB-14 (Yangbai 阳白), BL-2

(Cuanzhu, zanzhu 攒竹), SJ-3 (Zhongzhu 中诸), GB-41 (Zulinqi 足临泣), LIV-3 (Taichong 太冲), EX-HN5 (Taiyang 太阳), EX-HN4 (Yuyao 鱼腰)

- **Bemærkninger**
Trigeminusneuralgi henvises til Ansigtssmerter.

F6. Andet
6-1 Cervikal spondylopati 颈椎病 Jingchuibing

- **Symptomer**

Smerter i nakken, underarmen, skulderen, bevægelse af hovedet, følelsesløshed i underekstremiteterne, tung fornemmelse, svimmelhed, hovedpine.

- **Behandling**
Recepter
GB-20 (Fengchi 凤池), LI-11 (Quchi 曲池), LI-15 (Jianyu 肩髃), LI-4 (Hegu 合谷), SI-3 (Houxi 后溪), EX-B2 (Jiaji 夹脊), ST-36 (Zusanli 足三里), GB-34 (Yanlingquan 阳陵泉)

- **Alternativ Behandling**
Blomme blomster nål: EX-B2 (Jiaji 夹脊)

6-2 Kosmese 美容 Meirong

Kosmetisk akupunktur, som hjælper med at fremme Qi og blodcirkulation ved nåle.

- **Behandling**
  Recepter

1. Rynke:

  GB-1 (Tongziliao 瞳子髎), EX-HN5 (Taiyang 太阳), GB-14 (Yangbai 阳白), ST-3 (Juliao 巨髎), ST-2 (Sibai 四白), SI-18 (Quanliao 颧髎), LI-20 (Yingxiang 迎香), BL-1 (Jingming 睛明), LIV-5 (Ligou 蠡沟), LIV-3 (Taichong 太冲), SP-9 (Yinlingquan 阴陵泉), BL-18 (Ganshu 肝俞), BL-20 (Pishu 脾俞), ST-36 (Zusanli 足三里), SI-3 (Houxi 后溪), LI-4 (Hegu 合谷), SJ-6 (Waiguan 外关)

- **Bemærkninger**
  Øreakupunktur: Endokrin, Kind, Binyre, Lunger, Shenmen.
  Ansigtsmassage kan øges for at hjælpe Qi og blodcirkulationen.

6-3 Ansigtslammelse 面瘫 Miantan

Afvigelse af øje og mund 口眼歪斜 Kouyanwaixie

Omtales som afvigende mund og øjne. Lammelsen forekommer mest på den ene side, mest blandt unge og midaldrende mennesker.

- **Symptomer**

Dette er forårsaget af svaghed i meridianerne, som angribes af den eksogene patogene vind-kulde eller vind-varme og førte til slaphed i muskler ved Qi-stagnation og blodstasis i ansigtets meridianer.

- **Behandling**
  Recepter
  ST-4 (Dicang 地仓), ST-6 (Jiache 颊车), LIV-3 (Taichong 太冲), LI-4 (Hegu 合谷), EX-HN5 (Taiyang 太阳), GB-14 (Yangbai 阳白), ST-2 (Sibai 四白), ST-7 (Xiaguan 下关), SJ-17 (Yifeng 翳风), SI-18 (Quanliao 颧髎), LI-20 (Yingxiang 迎香)

6-4 Fedme 肥胖 Feipang

Det refererer til overdreven ophobning af fedt i kropsvævet. Klinisk er det opdelt i Simple og sekundære typer.
Simpel fedme: Det skyldes overspisning af fedtholdig, sød mad, der overstiger det normale forbrug af kropsvarme.
Sekundær fedme: Det er forårsaget af hypotalamus hypofyselæsioner og overudskillelse af hydrokortison.

- **Symptomer**

Patienter har synlige fedtophobninger i nakke, underliv og balde. Mildt overvægtige patienter har ikke tegn på symptom, men alvorlige patienter har metaboliske forstyrrelser af modvilje mod varme, kraftig svedtendens, træthed, svimmelhed, hovedpine, hjertebanken.

- **Behandling**
  Recepter
  ST-25 (Tianshu 天枢), REN-9 (Shuifen 水分), REN-12 (Zhongwan 中脘), REN-6 (Qihai 气海), REN-4 (Guanyuan

关元), ST-28 (Shuidao 水道), SP-14 (Fujie 腹结), SP-15 (Daheng 大横), GB-26 (Daimai 带脉), LI-4 (Hegu 合谷), LI-11 (Quchi 曲池), SJ-6 (Zhigou 支沟), SP-10 (Xuehai 血海), SP-11 (Jimen 箕门), ST-32 (Futu 伏兔), SP-6 (Sanyinjiao 三阴交), ST-36 (Zusanli 足三里), ST-44 (Neiting 内庭)

- **Bemærkninger**
  Øreakupunktur kan bruges på samme tid som kropsakupunktur.

6-5 Rygestop 戒烟 Jieyan

Det betyder at eliminere afhængighed af at ryge cigaretter.
I TCM påvirker rygning funktionen af lunge, hjerte, hjertesækken, milt, mave og fører til dysfunktion af pulmonal Qi.

- **Symptomer**

Symptom: Rygestop kan føre til rastløshed, ubehag i halsen, gaben, sløret syn, svaghed og manglende evne til at arbejde normalt.

- **Behandling**
  Recepter
  LI-4 (Hegu 合谷), LU-7 (Lieque 列缺), ST-36 (Zusanli 足三里), LU-6 (Kongzui 孔最), HT-7 (Shenmen 神门), SP-6 (Sanyinjiao 三阴交), ST-6 (Jiache 颊车), GB-20 (Fengchi 凤池), DU-20 (Baihui 百会), EX-HN3 (Yintang 印堂)

6-6 Ischias 坐骨神经 Zuogushenjingtong

Dette er smerten, der udstråler til iskiasnervens forgrening i hofteområdet, bageste laterale aspekt af benet.

- **Symptomer**

1. Primær Iskias

   Det er kendetegnet ved en pludselig begyndelse af kontinuerlig skarp smerte, der forværres med kulde, lindres med varme.

2. Sekundær Iskias

   Dette er en langsomt begyndende smerte, som kan involvere primære læsioner, der udstråler smerter på grund af lumbal degeneration. Smerten er værre ved hoste, nysen.

- **Behandling**

   Recepter

1. Primær Iskias

   GB-30 (Huantiao 环跳), GB-31 (Fengshi 风市), GB-34 (Yanglingquan 阳陵泉), BL-57 (Chengshan 承山), BL-60 (Kunlun 昆仑)

2. Sekundær Iskias

   GB-34 (Yanglingquan 阳陵泉), GB-39 (Xuanzhong 悬钟), BL-25 (Dachangshu 大肠俞), BL-26 (Guanyuanshu 关元俞)，BL-54 (Zhibian 秩边), BL-40 (Weizhong 委中), EX-B2 (Huatuojiaji 夹脊) L4 to L5

6-7 Forstuvning 扭挫伤 Niucuoshang

- **Symptomer**

Manifestationerne er lokal ømhed, udspilning, rødme, hævelse, og bevægelsen er begrænset.

- **Behandling**
Recepter
Ashi points 啊是穴
(1) Nakke:
BL-10 (Tianzhu 天柱), SI-3 (Houxi 后溪)
(2) Skulder:
GB-21 (Jianjing 肩井), LI-15 (Jianyu 肩髃)
(3) Albue:
LI-11 (Quchi 曲池), LI-4 (Hegu 合谷)
(4) Håndled:
SJ-4 (Yangchi 阳池), SJ-5 (Waiguan 外关)
(5) Hofte:
GB-30 (Huantiao 环跳), GB-34 (Yanglingquan 阳陵泉)
(6) Knæ:
ST-35 (Dubi 犊鼻), ST-44 (Neiting 内庭)
(7) Ankel:
ST-41 (Jiexi 解溪), GB-40 (Qiuxu 丘墟), BL-60 (Kunlun 昆仑)

KAPITEL 4 Øreakupunkturbehandling
I. Anatomisk struktur af overfladen på Øret

For at lette placeringen af Ørepunkter er de anatomiske strukturer af den Aurikulære overflade relateret til Ørekupunktur som følger.

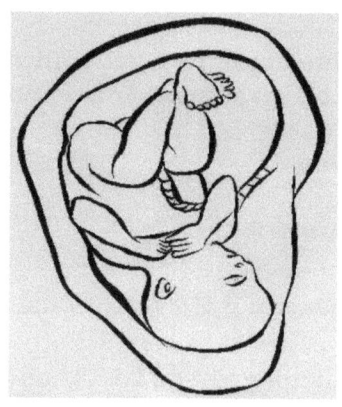

1. Helix 耳
2. Helix Tubercle 耳轮 结节
3. Helix Cauda 耳轮 尾
4. Helix Crus 耳轮 脚
5. antihelix 对 耳轮
6. Den hoveddel af Antihelix 对 耳轮 体
7. Superior Antihelix Crus 对 耳轮 上 脚
8. Inferior Antihelix Crus 对 耳轮 下脚
9. Trekantet Fossa 三角 窝
10. Scapha 耳 舟
11. Tragus 耳 屏
12. Supratragic Notch 屏 上 切迹
13. antitragus 对 耳 屏
14. Intertragisk hak 屏 间 切迹
15. Helix Notch 轮 屏 切迹
16. Øreflip 耳垂

17. Concha 甲腔
18. Cymba Concha 耳甲艇
19. Hulrum Concha 耳甲腔

II. Punkter på Øret

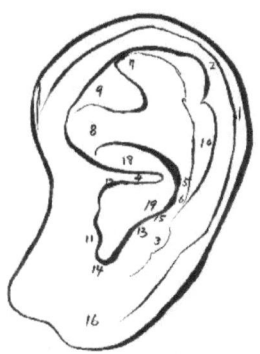
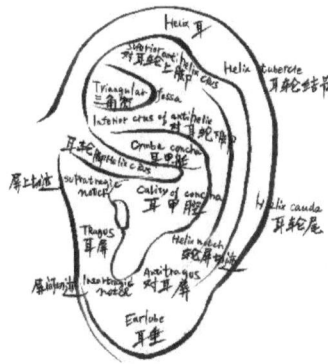

Det forreste aspekt

Aurikulære punkter er specifikke stimulerende punkter på øret. Når forstyrrelsen forekommer i kroppens dele, kan der forekomme forskellige reaktioner i de tilsvarende områder af øret. For at stille en diagnose kan man stimulere de følsomme steder for at forebygge sygdomme.

1. Den tilsvarende regionale anatomi af akupunkturpunkterne

1.1. Fordeling af ørepunkter

Fordelingen af ørepunkter på øret følger et bestemt skema.

Øret kan sammenlignes med et omvendt inverteret foster med hovedet ned mod toppen. Ørepunkter svarende til hoved og ansigt er i nærheden af øreflippen. De punkter, der svarer til de øvre lemmer, er ved Scapha. Underekstremiteter er omkring Antihelix 'overdel og underdel. Indre organer er Cymba Concha og hul af Concha.

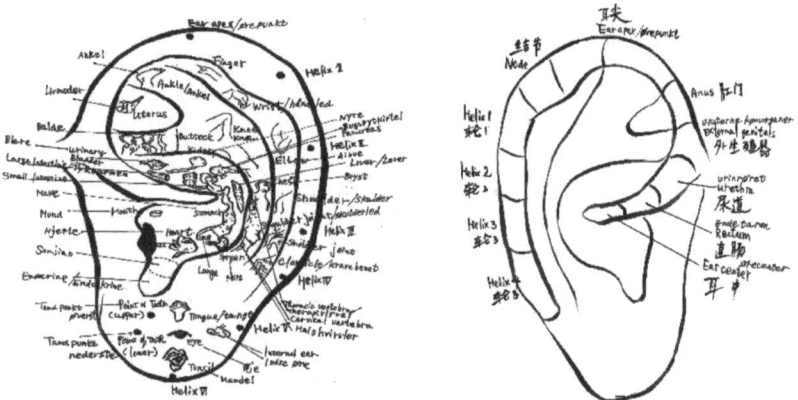

Ørepunkter for den tilsvarende regionale anatomi.

III. Øre punkters placering, funktion og anvendelse mod sygdom.

1. Punkter på Helix (Erlunxuewei 耳轮穴位)

1. Øre Center (Erzhong 耳中)

Placering: På Helix.

Funktion: Afslapning af muskelspasmer. Styr Qi, blodcirkulation og fordriv vind og lindre smerter.

Behandling:

    Hikke,opkast,blodmangel/stase/varme, blødning, metrorragi.

2. Rektum (Zhichang 直肠)

Placering: På Helix.
Funktion: Afslapning og linding af diarré.
Behandling: Forstoppelse, diarré, prolaps anus, hæmorroid.

3. Urethra (Niaodao 尿道)

Placering: På Helix.
Funktion: Fjerne varme og fugt. Lindre muskelspasmen og smerterne.
Behandling:
        sengevædning af sengen, hyppig vandladning, smertefuld vandladning, kløe i kønsorganerne.

4. Eksterne kønsorganer (Waishengzhiqi 外生殖器)

Placering: På Helix.
Funktion: Fjerne varme og fugt i lever og galdeblære. Fjern blodvarme, fordriv tarmluft, lindre kløe for seksuel funktion.
Behandling:
        Forskellige kønsorganers sygdomme.
        Testitis, vaginitis, kløende vulvae.

5. Anus (Gangmen 肛门)

Placering: På Helix.
Funktion: Ryd varme og lindre hævelse og smerter.
        Fremme afførelse og blodgennemstrømning.
Behandling: Prolapse anus, hæmorroid.

6. Ørepunkt (Erjian 耳尖)

Placering: På toppen af Helix.
Funktion: Fjern varme og fjern giftigt stof.
        Rolig lever, køligt blod, lindre kløe og hævelse.

Behandling:

Hypertension, feber, Øjesygdom, eksem, nældefeber.

7. Knude (Jiejie 结节)

Placering: På knolden til Helix.
Funktion: Klar varme og gift i leveren.
Aflast den nedtrykt lever og reguler cirkulationen af Qi.
Behandling:
Hepatitis, Hovedpine, svimmelhed.
Smerter omkring taljen og armhulen i kropsområdet.

8. Helix 1 (Lunyi1 轮 1)
9. Helix 2 (Lunyi2 轮 2)
10. Helix 3 (Lunyi3 轮 3)
11. Helix 4 (Lunyi4 轮 4)

Placering: På Helix.
Funktion: Fjern varme og fjern giftige stoffer.
Behandling:
Kold, luftvejsinfektion, betændelse i mandlen.
Klar varme og forskellige betændelser i syndrom.

2. Punkter på Scapha (Erzhou 耳舟)

1. Finger (Zhi 指)

Placering: På den øverste del af Scaphoid fossa.
Funktion: Fremme blodcirkulationen, fjerner vinden, lindre smerter og betændelse.
Behandling: Smerter, følelsesløshed, forstuvning i fingerleddet.

2. Håndled (Wan 腕)

Placering: Nedenfor end fingerpunktet.
Funktion: Fremme blodcirkulationen, fjerner vinden, lindre smerter.
Behandling: Håndledsmerter forstuvning i håndleddet.

3. Vindstrøm (Fengxi 风溪)

Placering: Mellem fingerspidsen og håndleddet.
Funktion: Fremme blodstrømmen, fjerner vinden og kløe, lindre hoste og astma.
Behandling:

Astma, allergisk rhinitis og colitis, akne, urticaria, eksem.

4. Albue (Zhou 肘)

Placering: Nedenfor end håndledets punkt.
Funktion: Fremme blodstrømmen, fjerner vinden, lindre smerten.
Behandling:

Albue smerter, tennisalbue, forstuvning albueleddet og gigt.

5. Skulder (Jian 肩)

Placering: Nedenfor end albue punktet.
Funktion: Fremme blodstrømmen, fjerner vinden, lindre smerten.
Behandling:

Skuldersmerter, forstuvning i skulderleddet, dysfunktion i øvre lemmer, smerter ved cervikal spondylose.

6. Kravebenet (Suogu 锁骨)

Placering: Nedenfor end skulderpunktet.
Funktion: Fjerner vinden, ryd fugtigheden, lindre smerten.
Behandling:

Skuldersmerter, rygsmerter, nakkesmerter, reumatiske smerter, stiv nakke.

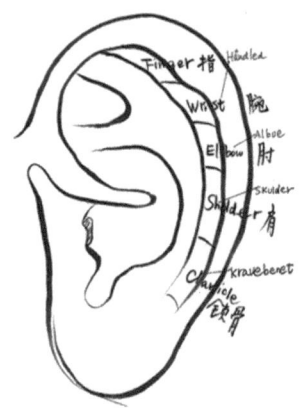

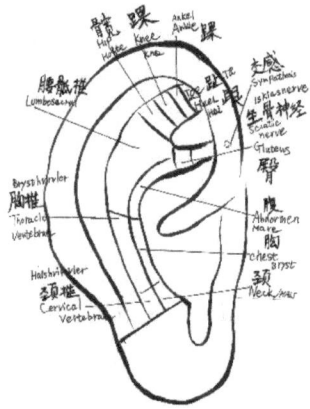

2. **Punkter på Scapha**

3. **Punkter på Antihelix**

3. Punkter på Antihelix (Duierlunxuewei 对耳轮穴位)

1. Hæl (Gen 跟)

Placering: På den forreste og øverste crus på Antihelix.
Funktion: Fremme blodstrømmen, fordriv vinden.
Styrke muskler og knogler. Lindre hævelse og smerter.
Behandling: Hælsmerter, kvæstelse i hævelse osv.

2. Tå (Zhi 趾)

Placering: På den bageste og øverste crus på Antihelix.

Funktion: Blodcirkulation, lindring smerter.
Behandling: Gigt, smerter, kløe i tåled.

3. Ankel (Huai 踝)

Placering: På den øverste tredjedel af øverste kors på Antihelix.
Funktion:
> Fremme blodstrømmen, fordriv vinden, lindring hævelse og smerter.

Behandling: Smerter, dysfunktionsforurening i ankelleddet.

4. Knæ (Xi 膝)

Placering: I midterste af en tredjedel af øverste crus.
Funktion: Fjern vinden, ryd fugtigheden og lindre smerter.
Behandling:
> hævelse og smerter i knæleddet, rheumatoid arthritis, knæleddets forstuvning.

5. Hofte (Kuan 髋)

Placering: På den nederste tredjedel af øverste kors på Antihelix.
Funktion:
> Fremme blodgennemstrømningen, fjerne vind lindring smerter.

Behandling: iskiasnerven, lumbosacrale smerte, gigt.

6. Iskiasnerve (Zuogushenjing 坐骨神经)

Placering: På den forreste to tredjedele af det nederste kors.
Funktion: Styrke muskler og knogler, lindring smerter.
Behandling: Ischias, lammelse af underekstremiteterne.

7. Sympatisk nerve (Jiaogan 交感)

Placering: Antihelix-korset og den indvendige kant af Helix.

Funktion: Afslappe muskelspasme Behandle den viscerale smerte.
Behandling:
Søvnløshed, hyperhidrosis neurose i viscerale organer, astma, gastrisk mavesår, viscerale colic.

8. Balder (Tun 臀)
Placering: På den bagerste tredjedel af det nederste kors.
Funktion: Fremme blodstrømmen, fjerne vind, lindring smerter.
Behandling: Ischias, balder og sakral smerte.

9. Underliv (Fu 腹)
Placering: På den forreste og øverste to femtedele af Antihelix.
Funktion: Muskelspasmer lindrer smerter.
Behandling:
Mavesmerter og forstyrrelser, diarré, forstoppelse, lændesforstuvning,
galdesten, dysmenorrhea, uregelmæssig menstruation.

10. Lumbosacrale hvirvler (Yaodizhui 腰骶 椎)
Placering: På bagkanten af maven.
Funktion: Fremme blodstrømmen, lindring smerter. Styrke knoglen. Forstærk ben.
Behandling:
Lumbosakral smerte, dysfunktion i underekstremiteterne, træk i muskulaturen, følelsesløshed i underekstremiteterne, leddegigt. Urininkontinens, iskias.

11.Bryst (Xiong 胸)
Placering: På midterste og forreste to femtedele af Antihelix.

Funktion: Regulere Qi og lindre depression.
Behandling:

Hjertesygdom, zoster, costochondritis chondritis, interkostal neuralgi.

12.Brysthvirvler (Xiongzhui 胸椎)

Placering: Bagud for brystpunktet.
Funktion: Fremme blodstrømmen, fjerne vind, lindring smerter.
Behandling:

Bryst og rygsmerter, belastning af rygmuskler, nterkostal neuralgi.

13.Nakke (Jing 颈)

Placering: På den forreste og nederste femtedel af Antihelix.
Funktion: Regulere skjoldbruskkirtelfunktion.
Behandling:

Stiv nakke, cervikal forstuvning, hævelse i skjoldbruskkirtlen, hyperthyroidisme.

14. Cervikale hvirvler (Jingzhui 颈椎)

Placering: Bagud for til nakkepunktet.
Funktion: Fremme blodstrømmen, fjerne vind, styrke muskler og knogler, lindre smerten.

Behandling:

Stiv nakke, leddegigt, lammelse af de øvre lemmer, kløe, udvidelse af skjoldbruskkirtlen.

4. Punkter på den Trekantede Fossa (Sanjiaowoxuewei 三角窝穴位)

1. Øverste trekantet fossa (Jiaowoshang 角窝上)

Placering: På den forreste og øverste tredjedel af trekantet fossa.

Funktion: Sænker blodtrykket, regulere og nærer leveren og nyrerne, nærer blodet.

Behandling: Hypertension, hovedpine, svimmelhed.

2. Interne kønsorganer (Neishengzhiqi 内生殖器)

Placering: På den forreste og nederste tredjedel af den trekantede fossa.

Funktion: Regulering af menstruation, næring af nyre, bækkeninfektion.

Behandling:

Uregelmæssig menstruation, dysmenorrhea, bækkenbetændelse, impotens prostatitis, mandlig og kvindelig infertilitet.

3. Mellemste trekantet fossa (Jiaowozhong 角窝中)

Placering: På den midterste tredjedel af den trekantede fossa.

Funktion: Lindre depression, reguler Qi.

Behandling: Bronkial astma, brystets fylde, åndenød.

4. Shenmen (神门)

Placering: På den bageste og øverste tredjedel af den trekantede fossa.

Funktion: Aflast muskelspasmer, smerter og betændelse. Berolig lever.

Behandling:

(1) Hypertension.

(2) urticaria, eksem, hoste.

(3) hovedpine, betændelse.

5. Pelvis (Penqiang 盆腔)

Placering: På den bageste og nederste tredjedel af den trekantede fossa.

Funktion: Fjerne varme og fugtighed. Lindre smerter.

Behandling: Betændelse i bækken, prostatitis, uregelmæssig menstruation, smerter i underekstremiteten, mavesmerter.

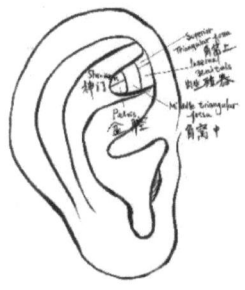 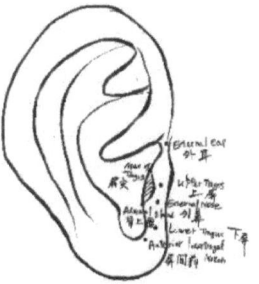

4. Punkter på den Trekantede Fossa   **5. Punkter på Tragus**

5. Punkter på Tragus (Erpingxuewei 耳屏穴位)

1. Ydre Øre (Waier 外耳)

Placering: I tragusens øverste kant.

Funktion: Fremme blodcirkulationen, fjerne blodstasen, falde til ro ned og lindre smerter.

Behandling:

Svimmelhed, migræne, døvhed og tinnitus, cervikalsmerter.

2. Apex af Tragus (Pingjian 屏尖)

Placering: På den bageste kant af tragus.

Funktion: Anti-inflammation, reducer feber, beroliger smerter.

Behandling: Tandpine, feber, betændelse, smerter.

3. Ydre næse (Waibi 外鼻)

Placering: Midten af den ydre kant af Tragus.

Funktion: Klar varme, fremme blodgennemstrømningen, lindre smerter.

Behandling: Rhinitis, næsehindring.

4. Binyre (Shenshangxian 肾上腺)

Placering: På toppen af den laveste Tragus.

Funktion: Anti-infektion lindrer hoste og astma, anti-gigt, koordinerer binyrens funktion.

Behandling:

(1) Reumatisk gigt.

(2) Allergisk sygdom, astma, hoste, betændelser.

(3) Hæmorragisk sygdom, hypotension.

5. Svælg og strubehoved (Yanhou 咽喉)

Placering: På det øverste på den indvendige side af Tragus.

Funktion: Ekskludere toksin, lindre betændelse og hævelse, løse sputum og rydde halsen.

Behandling:

pharyngitis, betændelse i mandlen, hæshed, bronkitis, bronkial astma.

6. Indre næse (Neibi 内鼻)

Placering: På den nederste halvdel af det indre af Tragus.

Funktion: Fjern vind, stop blødning.

Behandling: Kold, nasal obstruktion, rhinitis, epistaxis.

7. Forreste intertragalt hak (Pingjianqian 屏 间 前)

Placering: I den nederste del af Tragus, og underliggende kant.

Funktion: fjerne varme, fremme blodcirkulationen, fjerme varme i hjernen for lysende øjne.

Behandling:

Svimmelhed, hovedpine, glaukom, nærsynethed, retinitis.

6.Punkter på Antitragus (Duierpingxuewei 对耳屏穴位)

1. Pande (E 额)

Placering: På den forreste del af Antitragus.

Funktion: Styrke hjernens funktion og gøre øjnene lysere.

Behandling:

Svimmelhed, søvnløshed, nærsynethed, bihulebetændelse, rhinitis.

2. Bageste intertragalt hak (Pingjianhou 屏间后)

Placering: Bagud for hakket mellem tragus og antitragus, på den nederste kant af antitragus.

Funktion: Fjerne varme og toksin, afkøler blodet, gøre øjnene lyser.

Behandling: Glaukom, bygkorn, øjensygdom.

3. Tinding (Nie 颞)

Placering: På midten af den ydre side af Antitragus.

Funktion: Regulere Qi, lindre Lever og Galdeblære, gøre øjnene lyser, lindrer tinnitus.

Behandling: Svimmelhed, migræne, tinnitus.

4. Occiput (Zhen 枕)

Placering: På bagsiden af den udvendige side af Antitragus.
Funktion: Fjerne varme, fjerne kløe, lindre hoste og astma, lysere øjne.
Behandling: (1) Svimmelhed, hovedpine, søsyge.
            (2) Meningitis, hjerne traume.
            (3) søvnløshed.
            (4) Astma.

5. Subcortex (Pizhixia 皮质下)

Placering: På den midterste side af Antitragus.
Funktion: fjerne smerter, lindre hik og opkast, nærer hjernen og berolige sind.
Behandling:

            (1) Gastritis, kvalme, opkast, udspiling af maven, forstoppelse, hikke.
            (2) søvnløshed, drømmeagtighed.

6. Apex af Antitragus (Duipingjian 对屏尖)

Placering: På spidsen af Antitragus.
Funktion: Aflast hoste og astma, fjern kløe.
Behandling: Hoste, astma, kort åndedræt, kløe.

7. Midt-rand (Yuanzhong 缘中)

Placering: På antitragus, kryds mellem antitragus.
Funktion: Aflaste muskelspasmer, nære hjernen.
Behandling: svimmelhed, hjernerystelse.

8. Hjernestam (Naogan 脑干)

Placering: På Antitragus, mellem Antitragus og Antihelix.
Funktion: Lindre muskelspasmer, genopfyld hjernen.
Behandling:

Epilepsi, skizofreni, neurose, svimmelhed, hovedpine.

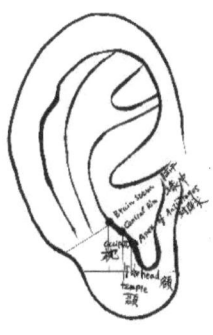

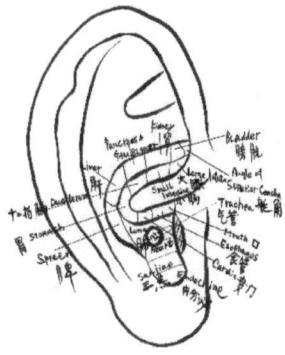

6.Punkter på Antitragus

7.Punkt på Concha

7.Punkt på Concha (Erjiaxuewei 耳甲穴位)

1. Mund (Kou 口)

Placering: På den forreste tredjedel af Concha, under nederste Antihelix crus.

Funktion: Lindre muskelspasmer, hoste, astma og smerter. Regulere gastrointestinal funktion.

Behandling:

Bronkial astma, hoste, søvnløshed, sår i munden, paralyse i ansigtet.

2. Spiserør (Shidao 食道)

Placering: I miderste af tredjedel af Concha.

Funktion: Behandling af dysfagi, fremme appetit, regulering af spiserøret.

Behandling:

Brystnød, kort ånde, vanskeligt at falde i søvn.

3. Cardia (Penmen 喷门)

Placering: På den forreste tredjedel af Concha.
Funktion: Lindre krampe, regulerer maven, fremme appetit.
Behandling:
    Kvalme, hjertekrampe, opkast, ubehag i brystet.

4. Mave (Wei 胃)

Placering: På enden af øverste Crus af Helix.
Funktion: Regulere Qi, styrke Milten, lindre opkast og smerter.
Behandling:
    (1) Mavesår gastrointestinal dysfunktion.

5. Duodenum (Shierzhichang 十二指肠)

Placering: På den bageste tredjedel af nederste Helix crus.
Funktion: Lindre spasmer og smerter, regulere mave-tarmfunktionen.
Behandling:
    Mave udspiling, diarré, cholecystitis.

6. Tyndtarme (Xiaochang 小肠)

Placering: På den midterste tredjedel af øverste crus af Helix.
Funktion: Ryd fugt og varme, lindre diarré, fremme cirkulation af Qi og fjerne forhindring. Fjern varme.
Behandling:
    Diarré, mave udspiling, tarm tuberkulose.

7. Tyktarme (Dachang 大肠)

Placering: På den forreste tredjedel af den nederste crus.
Funktion: Fjern varme, lindre hoste, diarré.
Behandling:
    Diarré, intentionel dysfunktion. Hoste astma, kold lungebetændelse luftvejssygdom, akne.

8. Blindtarm (Lanwei 阑尾)

Placering: Mellem punkt med tyktarmen og tyndtarmen.
Funktion: Klar varme, fremme blodcirkulationen.
Behandling:
              Diarré. Blindtarmsbetændelse.

9. Vinkel på Øverste Concha (Tingjiao 艇 角)

Placering: På forkanten af Concha, nedenfor den nederste crus.
Funktion: Næring af nyre, fjern fugt, fremme blodcirkulation, fjern stagnation og fjern mavemasse.
Behandling:
              Bronkial astma, Epistaxis.

10. Blære (Pangguang 膀胱)

Placering: I midten af Concha nedenfor nederste crus af Helix.
Funktion: Fjerne varme og fugt, regulere Qi-cirkulation, lindre smerter.
Behandling:
              Rygsmerter, smerter i rygsøjlen, iskias.

11. Nyre (Shen 肾)

Placering: På den bageste del af Concha nedenfor nederste crus af Helix.
Funktion: Nære Yin og styrke Nyre Yang, styrke ryggen, forbedre synet.
Behandling:
              Smerter i hæle og ben, svimmelhed, søvnløshed, hjerne- og rygmarv, gigt i leddegigt.

12. Ureter (Shuniaoguan 输尿管)

Placering: Mellem nyre og blære.
Funktion: Klar varme og fugtighed i nedre Jiao, afslap spasme.
Behandling: Urininfektioner.

13. Bugspytkirtel og Galdeblære (Yidan 胰 胆)

Placering På den bageste og øverste del af den øverste concha.

Funktion: Spred den nedlagte Qi i leveren og galdeblæren. Lindre smerter.

Behandling:

(1) Kolecystitis, fylde i hypochondriac-regionen.
(2) Diabetes mellitus, søvnløshed, tinnitus, migræne.

14. Lever (Gan 肝)

Placering: På den bageste og nederste del.

Funktion: Glat lever, Qi og blodcirkulation, fjern blodstase.

Behandling:

(1) Hepatitis.
(2) Dysfunktionel menstruation, dysmenoré, svimmelhed, gynækologiske sygdomme.
(3) Muskelspasmer, følelsesløshed i lemmerne, krampeanfald i hånd og fod.

15. Midten af for øverste Concha (Tingzhong 艇中)

Placering: Mellem tynd tarm og nyre.

Funktion: Regulering af Qi-cirkulation, lindre smerter.

Behandling: Mavesmerter og oppustet mave.

16. Milt (Pi 脾)

Placering: På den bageste og øverste af nederste Concha.

Funktion: Ryd fugt og varme, hæv Qi, fordøjelsens funktion og transport.

Behandling: Ødemer, stagnation af slim og fugt, hæmoragisk syndrom, metrorrhagia, metrostaxis, uterusblødning.

17. Hjerte (Xin 心)

Placering: I centrale og nederste Concha.
Funktion: Fjern hjerte-ild, klar blodstase
Behandling:
(1) Hjertesygdom, neurose, søvnløshed, drømmeagtighed, nattesved.
(2) Hæshed i stemmen, pharyngitis.
(3) Hudsygdomme.

18. Luftrør (Qiguan 气管)

Placering: Side af Hjerte.
Funktion: Aflast hoste og sputum, astma og ondt i halsen. Udvis vind.
Behandling:
    Bronkial astma, forkølelse, hoste, pharyngitis.

19. Lunger (Fei 肺)

Placering: Rundt om Hjerte og luftrør.
Funktion: Fremme Qi cirkulation. Fjern vind og kløe. Lindre hoste, astma.
Behandling:
    Luftvejssygdomme, bronkitis, bronkial astma, hjertebanken, kort ånde, undertrykt følelse i brystet, hoste.

20. Sanjiao (三焦)

Placering: Bagud og nedenfor kanal mellem Lunge og Endokrin punkt.
Funktion: Koordiner funktionen af Zang Fu organer, Qi cirkulation, regulerer milt, nærer hjerte og lunge, styrker nyre.
Behandling:
(1) Koronar hjertesygdom, hypochondrisk smerter kort ånde.
(2) Ødem
(3) Tinnitus, døvhed

(4) Smerter i siden af de øvre lemmer.

21. Endokrin (Neifenmi 内分泌)

Placering: Inde i hak mellem Tragus og Antitragus.
Funktion: Anti-infektion, fremme blodgennemstrømningen, lindre fugt.
Behandling:

Dysmenoré, menopausalt syndrom, fedme, uregelmæssig menstruation, hyperthyreoidisme.

8.Punkter på Øreflippen (Erchuixuewei 耳垂穴位)

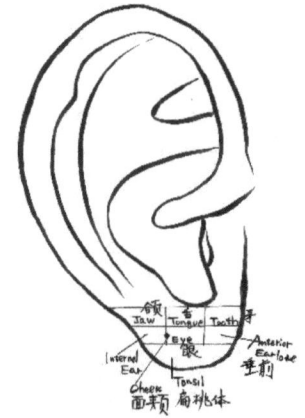

1. Tænder (Ya 牙)

Placering: På den forreste og øverste del af øreflippen.
Funktion: Fjerne varmen, lindre smerter.
Behandling: Hypotension.

2. Tunge (Hun 舌)

Placering: På den midterste og øverste på øreflippen.
Funktion: Ryd varmen i hjertet, fremme blodgennemstrømningen.
Behandling: Split tunge, ulcer.

3. Kæbe (He 颌)

Placering: På den bageste og øverste del af øreflippen.
Funktion: Fjern vind, lindre smerter.
Behandling: Tandpine, gigt.

4. Anterior øreflip (Chuiqian 垂 前)

Placering: På den forreste og midterste del af øreflippen.
Funktion: Hæmning af hjernebark, lindre smerter.
Behandling: Svimmelhed, søvnløshed, drømmeagtighed, hjertebanken.

5. Øje (Yan 眼)

Placering: I midten af øreflippen.
Funktion: Fjerne varme. Jævn Qi cirkulation i leveren og gøre lysere øjne.
Behandling: Konjunktivitis, glaukom, grå stær, nærsynethed, optisk atrofi.

6. Indre øre (Neier 内耳)

Placering: På bageste og midterste del af øreflippen.
Funktion: Fjern vind og varme, forbedrer høringsfunktionen.
Behandling: Døvhed, tinnitus.

7. Kind (Mianjia 面颊)

Placering: Mellem øje og det indre øre.
Funktion: Fjern vinden, spasmen. Aflast hævelse.
Behandling: Bells parese, akne, ansigtsrynker.

8. Mandel (Biantaoti 扁桃体)

Placering: På den nederste del af øreflippen.
Funktion: Fjerne varme og toksin, antiinflammation, lindre hævelse.
Behandling: Halsbetændelse, pharyngitis.

9. Punkter på den bageste overflade af Auriklær (Erbeixuewei 耳背穴位)

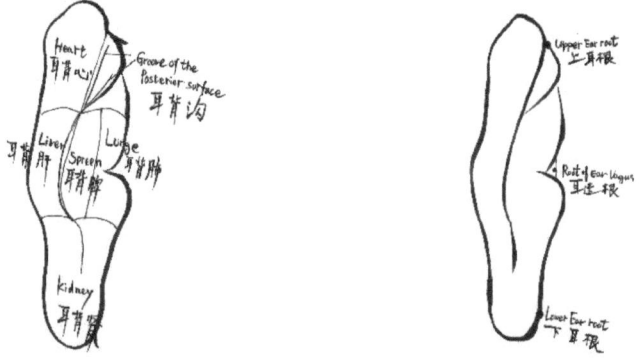

9. den bageste overflade   10.Punkter på Øreproppen

1. Hjerte på den bageste overflade (Erbeixin 耳背心)

Placering: På øverste, bageste.
Funktion: Fjern hjertevarme, afhjælp psykisk stress.

Behandling:
Forhøjet blodtryk, hjertebank, søvnløshed, hovedpine.

2. Lunge på bageste overflade (Erbeifei 耳背肺)

Placering: I midten, intern, bageste. overflade.
Funktion: Lindre hoste, strømmen af Lung Qi, lindre astma.
Behandling: Bronkitis, bronkial astma, kutan kløe.

3. Milt på den bageste overflade (Erbeipi 耳背脾)

Placering: I midten af bageste overflade.
Funktion: Regulere milt og mave, lindre smerter og fordøjelse.
Behandling: Gastritis, mavepine, dårlig appetit.

4. Lever af bageste overflade (Erbeigan 耳背肝)

Placering: På midterste og ydre del af bageste.
Funktion: Aflast lever og galdeblære, Qi-cirkulation.
Behandling: Smerter i hypochondriac-regionen, cholecystitis.

5. Nyre på bageste overflade (Erbeishen 耳背肾)

Placering: På nederste del af bageste.
Funktion: Nærer lever og nyre, styrker knogler og styrker marv, lindrer spasmer.
Behandling: Svimmelhed, Hovedpine.

6. Rille af bageste overflade (Erbeigou 耳背沟)

Placering: Rillen dannet af Antihelix, superior, inferior Antihelix og på den bageste.

Funktion: Rolig lever, fordriv vinden, sænk blodtrykket, lindre kløe.
Behandling: Hypertension, hovedpine.

10.Punkter på Øreproppen (Ergenxuewei 耳根穴位)
1. Øvre øre rod (Shangergen 上耳根)

Placering: På den øverste del.
Funktion: Fjerne blodvarme.
Behandling: Epistaxis, lammelse.

2. Rod af ørevagus (Ermigen 耳迷根)

Placering: I den bageste rille dannet af Helix.
Funktion: Fjerne varme og fugtighed, afhjælp krampe.
Behandling:

Mavesmerter, diarré, hovedpine, søvnløshed, svimmelhed, mavepine, hypertension, tilbageholdelse af urin.

3. Nedre øre rod (Xiaergen 下耳根)

Placering: På den laveste del.
Funktion: Nær lever og Nyre, lindrer mental stress.
Behandling: Hypotension, Bell's palsy.

KARPTER 5 Akupunktur Nåleteknikker

1. Manipulation af nålen (1) Nåle og hvordan man bruger dem

- **Den filiforme nål:**
  er meget udbredt og fleksibel. Det er bedre at begynde at øve med en kortere og tykkere nål til begyndere.

- **Øv dig med papirark:**
  Fold fint tyndt papir i en lille pakke, der er ca. 5 x 8 cm i størrelse og 1 cm tyk, og punkter den derefter. Hold papirpakken i venstre hånd og nålens håndtag med tommelfinger, pegefinger og langfinger på højre hånd. Drej nålen rundt og træk den ind og ud. Når din fingerkraft bliver stærkere, kan tykkelsen på pakken muligvis øges.

- **Øv dig med en lille bomuldspude:**
  Bomuldspude på ca. 5-6 cm. i diameter indpakket i gaze. Hold puden med venstre hånd og nålen med højre, tommelfinger, pegefinger og langfinger. Sæt nålen ind i den, og øv løftestød og rotation.

- **Øv dig på din krop:**
  Dette kan følge manipulationsmetoderne på papirpakke og bomuldspude for at få personlig erfaring med akupunkturfornemmelsen i klinisk praksis.

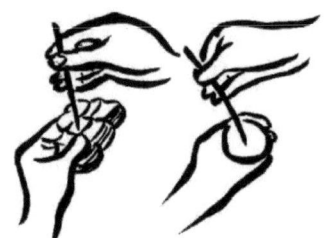

med ark papir   **med en lille pude**

(2) Vinkel for nåleindsættelse

Vinkel: Der er generelt tre vinkler til indsættelse.

- Vinkelret: nålen indsættes vinkelret og danner en 90 graders vinkel med hudoverfladen.
- Skråt: Nålen indsættes skråt for at danne en vinkel på 45 grader med hudoverfladen.
- Tværgående: Nålen indsættes på tværs for at danne en vinkel på 15 grader med hudoverfladen.

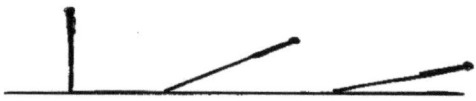

(3) Dybde af nåleindsættelse

Det afhænger af tykkelsen af vævet, hvor punktet er placeret, og patologisk tilstand. Som regel kan punkter på ekstremiteter, underliv og lumbosacral-region punkteres dybere end andre.

(4) Isætning af nålen

Generelt holdes nålen med højre hånd med tommelfinger og pegefinger, der holder nålens håndtag, og langfingeren bakker pegefingeren nær nålens rod. Den venstre hånd, den pressende hånd, trykker på området tæt på punktet. Koordinationen af de to hænder sikrer, at nålespidsen hurtigt trænger ind i huden, hvilket reducerer smerter ved indsættelse.

I henhold til nålens længde og punktets placering er der forskellige metoder til indsættelse.

De vigtigste indsættelsesteknikker:

- **Isætning af nålen med tryk fra fingeren på den pressende hånd:**

  Tryk ved siden af akupunkturpunktet med neglen på tommelfingeren eller pegefingeren på den pressende hånd, og sæt derefter nålen ind i spidsen mod neglen. Metoden er velegnet til punktering med korte nåle, f.eks. til brug for PC-6 (Neiguan 内 关), KI-6 (Zhaohai 照 海), BL-60 (Kunlun 昆仑) osv.

- **Isætning af nålen ved hjælp af den punkterende og den trykkende hånd:**

  Hold spidsen af nålen med tommelfingeren og pegefingeren på venstre hånd, og efterlad 0,2-0,3 cm. af dens spids eksponeret, og hold nålehåndtaget med tommelfingeren og pegefingeren på højre hånd. Da nålespidsen er direkte over det valgte punkt, skal du indsætte nålen hurtigt i huden med venstre hånd, mens højre hånd presser nålen nedad til den ønskede dybde. Denne metode er velegnet til punktering med lange nåle, såsom dem der bruges til punktering, GB-30 (Huantiao 环 跳), BL-54 (Zhibian 秩 边) osv.

- **Isætning af nålen med fingrene, der strækker huden:**
  Stræk huden, hvor spidsen er placeret, for at forårsage spændinger med tommelfingeren og pegefingeren på den pressende hånd for at gøre det lettere at indsætte nålen. Denne metode er angivet for punkter, hvor huden løsnes, såsom ST-25 (Tianshu 天 枢), Ren-4 (Guanyuan 关 元) osv. På maven.

- **Isætning af nålen ved at klemme op i huden:**
  Klem huden op på det sted med tommelfingeren og pegefingeren på den pressende hånd, og sæt nålen ind i huden sidelæns med højre hånd. Denne metode er velegnet til punktering af hoved og ansigt, hvor muskler og hud er tynde, såsom BL-2 (Zanzhu 攢 竹), ST-4 (Dicang 地 仓), EX-HN3 (Yintang 印堂) osv.

(5) Tilbagetrækning af nålen

For at forhindre blødning på punkteringsstedet og efterfølelsen er det nødvendigt at dreje nålen forsigtigt frem og tilbage, før den trækkes tilbage, og tryk derefter let på punkteringsstedet med vatpind ved tilbagetrækning.

(6) Forholdsregler

- Det tilrådes at anvende få nåle eller at udsætte akupunkturbehandling til patienter, der er trætte og meget svage.

- Det er kontraindiceret til punkteringspunkter på underlivet og lumbosakralområdet for kvinder, der er gravide under tre måneder. Efter tre måneders graviditet er det også kontraindiceret at punktere punkterne i den øvre del af maven og dem, der forårsager stærk fornemmelse såsom LI-4 (Hegu 合谷),

SP-6 (Sanyinjiao 三阴 交), BL-60 (Kunlun 昆仑), BL-67 (Zhiyin 至阴). Spædbarns fontanelle bør ikke punkteres.

2. "Plum Blossom" nåle

Det er en behandlingsmetode ved brug af flere små nåle til at banke let på huden i det tilsvarende område. Denne overfladiske tapning er især velegnet til behandling af nervesystemet og hudsygdomme.

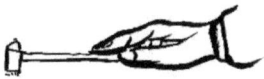

Indikationer:
Det gælder for hypertension, hovedpine, svimmelhed, søvnløshed, smerter i ryg og lænd, følelsesløshed, smertefulde led, lammelse, nærsynethed, dysmenoré, hårtab.

Manipulation:
Efter rutinemæssig og lokal sterilisering skal du holde i nålens håndtag og trykke lodret på hudoverfladen med en fleksibel bevægelse af håndleddet. Banken kan være let, indtil huden bliver overbelastet, eller hvis der opstår let blødning.

Området, der skal bankes på, kan være langs meridianerne eller på det berørte område.

Forholdsregler:
Bankning bør undgå anvendelse af det lokale traume og sår. Efter bankning skal den lokale hudoverflade rengøres og steriliseres for at forhindre infektion.

3. Elektroakupunktur

Det er en slags terapi, hvor nålen er fastgjort til en sporpulsstrøm, efter at den er indsat i det valgte akupunkt med det formål at producere syntetisk effekt af elektrisk og nåle-stimulering. De genererer lavfrekvent impulsstrøm, der er tæt på bioelektrisk strøm i menneskekroppen.

Manipulationer
Når nålen er indsat i et bestemt akupunkt, og nålefølelsen mærkes, skal du justere outputpotentialinstrumentet på elektroakupunkturstimulatoren til nul, og derefter forbinde de to udgangsledninger med de to nålehåndtag, vælge den ønskede bølgeform og frekvens og gradvis udgangsstrømmen til patientens tolerance. Efter et par minutter vil menneskekroppen være tilpasset stimuleringen og føle, at stimuleringen bliver svagere. På det tidspunkt øges outputstrømmen passende. Stimuleringen fortsætter i 10-20 minutter. eller længere i henhold til patientens patologiske tilstande. Når behandlingen er afsluttet, justeres outputpotentialinstrumentet tilbage til nul.

Forholdsregler:
Inden elektroakupunkturapparatet bruges, skal det undersøges i god stand, og at afbryderne er slukket.
Strømmen bør forstærkes gradvist i justering. Pludselig stigning bør undgås. Patienten kan holde apparatet og bruge afbryderne i en passende kanal.

4. Hovedbund Akupunktur
Hovedbund akupunktur er en terapi, hvor en specifik zone på hovedet punkteres for at forebygge eller behandle sygdomme.

4.1 Placering af stimuleringszone og indikation

Der er to standardlinjer, der bruges til at opdele stimuleringsområderne.

- Forreste-bageste midterlinje:
  Midtlinjen, der forbinder midtpunktet mellem øjenbrynene (midterlinjens forreste punkt) til den nedre kant af den ydre occipitale fremspring (midterlinjens bageste punkt).
- Øjenbryn-Occiput Line:
  Linjen, der forbinder midtpunktet af øjenbrynets overordnede kant til spidsen af det ydre occipitale fremspring.

(1) Motorzone

- Placering: Det overordnede punkt er placeret 0,5 cm bagud for midtpunktet af den forreste-bageste midterlinje som det øverste punkt, det nedre punkt ved krydset mellem pande-occipitallinien og den forreste grænse for tidsmæssig hårlinie som det nedre punkt. Linjen, der forbinder mellem disse to punkter, er motorzonen.
- Indikationer: Linjen er opdelt i fem lige store dele. Den øvre 1/5 er motorzonen for lammelse i underbenet; den midterste 2/5 til lammelse af øvre lemmer; lavere 2/5 for central ansigtslammelse, motorisk afasi, frelse, dysfoni osv.

(2) Sensorisk zone

  Placering: Den vandrette linje 1,5 cm bagved motorzonen. Det er opdelt i fem lige store dele. Den øverste 1/5 for den nedre del, den midterste 2/5 for den øvre del og den nedre 2/5 for hoved og ansigt.
- Indikationer: Den øverste 1/5 ved kontralateral lumbokrural smerte, følelsesløshed, nakkesmerter,

svimmelhed i nakken, tinnitus. Den midterste 2/5 for kontralateral de øvre.

Smerter i lemmer, følelsesløshed, paræstesi. Den lave 2/5 for kontralateral følelsesløshed, migræne temporomandibular arthritis.

(3) Kontrolzone i Chorea og tremor

- Placering: Den vandrette linje 1,5 cm forud for motorzonen.
- Indikationer: Chorea, Parkinsons sygdom osv.

(4) Vertigo-auditiv zone

- Placering: Dette område er 4 cm. Den vandrette linje 1,5 cm direkte ovenfra aurikulærspidsen.
- Indikationer: Tinnitus, høretab, svimmelhed, hypoacusis.

(5) Anden talezone

- Placering: Dette område er 3 cm. Den lige linje 2 cm bagved og nedre for parietal tuberkulen og parallelt med den anteroposteriore midterlinje, der strækker sig 3 cm lige og nedad.
- Indikationer: Nominel afasi.

(6) Tredje talezone

- Placering: 4 cm vandret linje fra midtpunktet i svimmelhed og hørezone.
- Indikationer: Sensorisk afasi.

(7) Anvendelseszone

- Placering: Tag parietal-tuberklerne som udgangspunkt, og træk en lodret linje fra dette punkt, og træk samtidig de to andre linjer fra punktet separat fremad og bagud,

- i linje 40 ° vinkel med den lodrette linje, hver af tre linjer er 3 cm lange.
- Indikationer: Apraxia.

(8) Fodmotorens sensoriske zone
- Placering: To lige linjer 3 cm, der strækker sig 1 cm tilbage fra begge sider af midtpunktet af den antero-posteriore midterlinje og parallelt med midterlinjen.
- Indikationer: Lammelse, smerte og følelsesløshed, akut lændeforstuvning, nokturi, cerebro-kortikal polyuri.

(9) Visuel zone
- Placering: 4 cm lige linje op ad 1 cm fra begge sider af det bageste punkt af den anteroposterior midterlinje og parallelt med midterlinjen.
- Indikationer: Cerebro-kortikal synsforstyrrelse.

(10) Balancezone
- Placering: 4 cm lige linje nedad og 3,5 cm fra begge sider af den antero-posteriore midterlinje og parallelt med midterlinjen.
- Indikationer: Forstyrrelse af ligevægt forårsaget af cerebellum sygdom.

(11) Mavezone
- Placering: Lige linje 2 cm, der strækker sig opad fra hårlinjen direkte over pupillen og parallelt med midterlinjen.
- Indikationer: Mavesmerter, epigastrisk ubehag.

(12) Brysthulezone
- Placering: Mellem mavezonen og antero-posterior midterlinje 2 lige linjer 2 cm, der strækker sig fra henholdsvis hårgrænsen opad og nedad og parallelt med midterlinjen.

- Indikationer: Astma, brystsmerter, hjertebanken, hikke, koronararterieinsufficiens.

(13) Reproduktionszone

- Placering: 2 cm lige linje fra frontvinklen og parallelt med den anterio-posteriore midtlinie.
- Indikationer: Dysfunktionel livmoder blødning, bækkenbetændelse, leukorragi, prolaps af livmoderen.

Reference 参考文献

1. Ding Xiaohong, Acupuncture- Moxibustion, 1999
2. Want Lingli, Chinese Acupuncture and Moxibustion, 2002
3. Zhang Yujuan, Practical Handbook on Acupuncture and Moxibustion, 1989
4. Geng Junying, Su Zhihong, Acupuncture and Moxibustion, 1997
5. Yu Changzheng, therapeutics of Acupuncture and Moxibustion, 1990
6. Deng Liangyue, Chinese Acupuncture and Moxibustion, 2008
7. Yan Jie, Skills with Illustrations of Chinese Acupuncture and Moxibustion, 1991
8. Sumiko Knudsen, Ear Acupuncture, 2020
9. Sumiko Knudsen, Body Acupuncture, Clinical Treatment, 2021

Andre bøger om traditionel kinesisk medicin af Sumiko Knudsen:

1. Akupunktur til Vægttab. 9788743009160
2. Akupunktur Meridianer og Punkter. 9788743013372
3. Øre Akupunktur. 9788743026181
4. Krop Akupunktur, Klinisk Behandling. 9788743030782